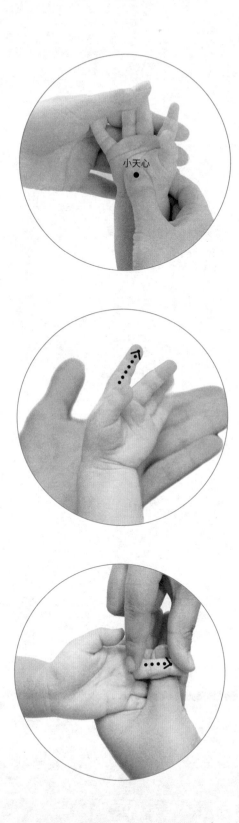

孩子脾胃肺好，

大病小病不来找

李军红 著

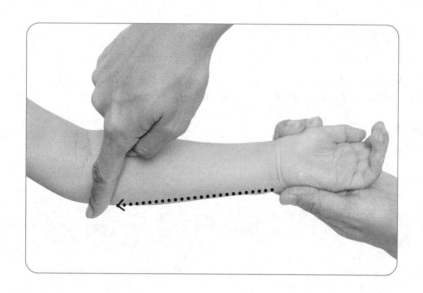

天津出版传媒集团

天津科学技术出版社

图书在版编目（CIP）数据

孩子脾胃肺好，大病小病不来找 / 李军红著 . -- 天津：天津科学技术出版社，2023.10

ISBN 978-7-5742-1611-2

Ⅰ.①孩… Ⅱ.①李… Ⅲ.①小儿疾病－脾胃病－中医治疗法②小儿疾病－肺病（中医）－中医治疗法 Ⅳ.① R256.3 ② R256.1

中国国家版本馆 CIP 数据核字 (2023) 第 184367 号

孩子脾胃肺好，大病小病不来找
HAIZI PIWEIFEI HAO DABING XIAOBING BULAIZHAO

责任编辑：孟祥刚

责任印制：兰　毅

出　　版：天津出版传媒集团
　　　　　天津科学技术出版社

地　　址：天津市西康路 35 号

邮　　编：300051

电　　话：（022）23332490

网　　址：www.tjkjcbs.com.cn

发　　行：新华书店经销

印　　刷：艺堂印刷（天津）有限公司

开本 710×1000　1/16　印张 13.5　字数 140 000
2023 年 10 月第 1 版第 1 次印刷
定价：55.00 元

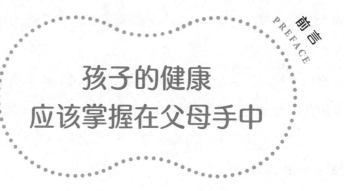

孩子的健康
应该掌握在父母手中

很多家长觉得带孩子难，就是因为孩子总生病，而且生病后自己又不知道该怎么处理，急急忙忙地把孩子送到医院后，排队挂号、看医生、给孩子打针，折腾下来，自己受苦受累不说，孩子也不好受。这个时候，很多家长真恨不得自己就是医生，能让孩子少受病痛的折磨。

前些日子，我故地访友，有机会回到自己曾经经营了10多年诊所的小区，见到了好多熟悉的面孔，许多已经长大的孩子和他们的家长都热情地跟我打招呼。还有很多家长说，我的离开让孩子的求医看病不那么方便了。

说真的，我很感激他们的厚爱，更珍惜和他们结下的这段医缘。看到那些经我诊治过的可爱孩子们和他们的父母，再想到生活中无数为孩子生病所苦的家长的充满渴望和期待的眼神，我真希望市面上有一本权威的、全面细致地告诉家长怎样来保护孩子身心的中医育儿书。

所以，我萌生了写作本书的念头，下定决心要把我十多年来养儿、治儿的经验和仁术集结成书，告知大家。让每一个孩子都健康成长，让经常为孩子生病而焦心的广大父母能放心、安心，这就是我写这本书的动机。

其实，孩子有小病小灾的时候，您就有可能自己治疗。

根据历代大医家的医案和我本人近 20 年的临床经验，我认为，0～7 岁的孩子将近 90% 的常见疾病都跟消化道和呼吸道有关，这就是中医讲的稚脾和嫩肺。所以，只要您重点保护好了孩子的脾和肺，他的身体就基本上不会出什么大问题。因此，我分别用了一章的内容来谈如何给孩子健脾和强肺。比如说，我在书中提到了一种叫"壮儿膏"的健脾方，这个方子适合所有体质差的孩子使用，如果您的孩子天生瘦弱、脾胃不好，容易在季节交替的时候生病等，都可以用这个方法来增强孩子的体质。

另外，在这本书中我还介绍了多种望诊的方法。除了很多书讲到的观察孩子的五官和脸色、大小便等外，我还谈到了别的书很少讲到的或者是没有讲到的方法，比如说通过看孩子的鼻子，您就能知道他的肺有什么毛病，严不严重；看孩子食指上的毛细血管，您就能知道孩子是伤寒了，还是伤热了……不要以为这些方法很难，其实操作起来非常简单，只要按照我在书中所说的那样去辨识，您很快就能轻松地掌握。

这些望诊法能让您全方位地掌握孩子的身体状况，并及时地帮孩子把疾病消除在萌芽状态。

当然，光会辨别孩子的疾病是远远不够的，您还得知道怎么治。所以，我在书中介绍了如何根据孩子的体质来灵活使用小儿食疗方、外敷方、经络按摩方以及泡脚方等给孩子防病治病的方法。

我给出的方子经过多年临床验证，没什么副作用，而且做起来都不难，关键是很多方法孩子都乐意接受。比如说我在前面提到的"壮儿膏"，做出来后就像果冻，吃起来口感很好，还有点甜，孩子们都特别喜欢吃；再比如说能帮助孩子化痰止咳的"雪梨膏"，味道不仅有点甜，还有点凉，孩子吃完后，嘴里香香的。

类似的方法还有很多，在这里就不一一介绍了。不过，我着重要说的是，书中提到的食疗方、经络按摩方以及泡脚方等，都是可以搭配使用的。比如说给孩子治鼻出血，我在书中提到了一个把大蒜捣碎敷脚的治疗方法，其实，家长给孩子清肺经200次也能达到止血的目的。当然，如果您把这两个方法搭配起来使用，止血会更快，效果更明显。其余的方法，您都可以举一反三，以此类推。

我推崇中医育儿，是因为我自己有着多年的临床经验。脱了白大褂，我也是孩子的爸爸，这双重身份让我在育儿方面积累了不少的心得和体会。我的孩子如今也长大了，跟我一起出去时经常被周围人夸："这孩子长得真结实，不愧是医生养出来的。"

孩子的确长得很健康，别人都好奇地问我是怎么把他养出来的。

其实，我从来没给他吃过健胃消食的药，也没给孩子制定过严格的营养食谱，更没给他吃过营养品，也没带他去过医院打针、输液。我只不过是把作为一名医生平时防治儿童常见疾病的一些临床经验运用到孩子的身上罢了。

要我说，孩子的健康应该掌握在父母的手里，因为我们与孩子心连心，应该更能及时发现孩子的异常情况，在照顾孩子方面也能比医生更用心、更及时、更周到，也是最有可能帮孩子把疾病消灭在萌芽阶段的。

朋友们经常跟我说，医生真伟大。但让我来说，这个伟大的角色应该由父母来扮演！

爱吾幼以及人之幼，愿天下父母心不再可怜。

李军红

2023 年 2 月

于北京阳明中医门诊部

第1章

看身体，
了解孩子的脾胃和肺

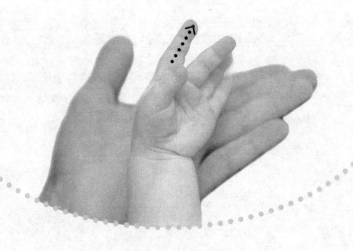

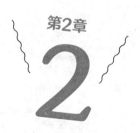

第2章

2

每天给孩子
推拿经络，
脾胃和肺自然好

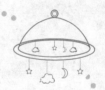

3

孩子脾胃好，
身体少生病

三阴交

保护好孩子的肺，
免疫力自然强

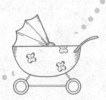

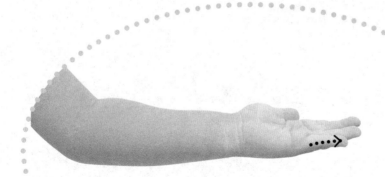

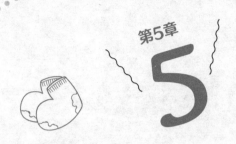

第5章

5

妈妈孕前、孕中这么做，
就能养好孩子的脾胃和肺

1

看身体，
了解孩子的
脾胃和肺

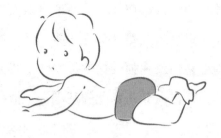

追随古人的脚步让我们彻底了解什么是稚脾和嫩肺

　　您在养儿时是不是总为这样的事发愁：孩子不爱吃饭，孩子的大便不正常，常有腹泻、便秘或发热等情况，孩子从出生到十几岁怎么也要发十几次烧，甚至还有的孩子每年都要烧好多次。一旦孩子出现咳嗽、痰多、哮喘、支气管炎、肺炎，等等，家长都会问我，"孩子的病根到底在哪儿呀？我养孩子已经够细心了，他怎么还老是生病？"

　　这里我强调四个字"消化"和"呼吸"，也可以理解为我们常说的消化道和呼吸道。钱乙在《小儿药证直诀》中说，小儿脏腑娇嫩，形气未育，脾胃尚未成熟，纳运功能不足，饮食不知自节，寒暖不能自知自调，易伤及脾肺。这就是为什么我们一开始就提到要追随古人的脚步，在古人养儿育儿的基础上，把孩子消化道和呼吸道的疾病搞定。

　　说到消化，就会想到怎么让孩子吃。古代孩子患最多的是"疳"疾，实际上是"疳积"，也就是消化不良。那个年代是营养不足引起的消化不良，从而导致小儿疳疾。"少"，营养摄入不足会引起这种病；"多"，摄入过多，同样也会引起这种病。这就是为什么很多孩子生下来的时候没有缺斤短两，反而出现越养越瘦，越养越不健康的情况。

呼吸道也是这样。为什么孩子总是发热、感冒、咳嗽？家长天天操心孩子穿多了还是穿少了，为什么自己的孩子免疫力就那么差，哪一波流感都不能放过自己的孩子？甚至很多家长反复用药，孩子还是患上了喘息性支气管炎，甚至是哮喘，家里药箱都是孩子的退烧药、感冒药、止咳药，雾化吸入的激素类药，等等。孩子一年中多次生病，也不能确定该用哪一种药，最终还是要看医生，让医生定夺。

消化道和呼吸道的病很多，在下面的章节会提到，这里不再繁述，育儿有法，养孩子最主要的还是观念和方法，用药其次，我最愿意也最想跟大家分享的就是自己养儿育儿的观念，还有这么多年来给这么多孩子看病受到的启发。

看病的时候，我跟家长说得最多的一句话就是要管住孩子的嘴，不知道有多少家长能在真正听到心里去的同时还能真正做到，现在的孩子没有以前的营养不良，而是营养过剩。

在很小的时候，我的妈妈讲过一个故事：有一个后妈，膝下有两个儿子，一个是亲生的，一个不是亲生的。后妈偏心，让亲生儿子去看管瓜棚，让另一个儿子去看管种大蒜的地。亲生儿子很高兴，觉得妈妈对自己好；另一个儿子就在地里哭，觉得自己命苦。后来有个老爷爷对看管大蒜的孩子说，"孩子你别哭了，我给你一个罐子，你可以每天煮蒜吃。"这个孩子听老爷爷的话每天煮蒜吃，一个月后，两个孩子同时回家，妈妈看到的是：天天吃瓜的孩子面黄肌瘦，吃蒜的孩子则白白胖胖。这个故事映射的是育儿经。

现在，孩子的零食、饮料、各种塑封熟食太多了，为什么古人给我们定下一日三餐？因为只有三餐才能让你体会到饿，饿的时候再进食，这个时候消化腺才能各司其职，正常分泌，只有控制孩子的这些饮食，消化腺才能乐意为你服务，否则就会用腹胀、便稀、便干等反馈给孩子。

呼吸道的很多病，其实也是父母太爱孩子导致的。热是新生儿最常见的病因，给孩子穿得多是很多家长的通病，孩子小的时候不会表达，加上脑垂体的散热功能还不完善，不能主动散热，孩子的冷热只能被动地取决于父母。在孩子已经出现眼屎、小便黄、大便干，甚至眼睛得睑腺炎的时候，如果这个时候父母能给孩子宽衣，让孩子多喝水，多户外活动，加速孩子的代谢，就不再需要吃消炎药、通便药、清热解毒药，等等，能很自然地解决很多问题。所以说，孩子的很多病不是着凉而是伤热。

在常见的呼吸道病这方面，我建议家长不要总给孩子吃药，很多家长是见烧退烧，见咳止咳，见痰化痰，见喘上激素，已经是司空见惯。毫不避讳地说，我自己的孩子烧十次，也很少是吃退热药的，记得最清楚的是孩子出生六个月后第一次发热，因为孩子从母体获得的先天免疫已经不足了，所以孩子会有第一次发热，当时因为居住条件差，正赶上家里停电，也恰遇三伏天的晚上，我就把孩子抱到楼下，用一条湿毛巾、一杯凉白开水、一把小扇子，一个发热39℃的婴儿，没吃一粒退热药，连擦再扇，熬到天亮，一切就都

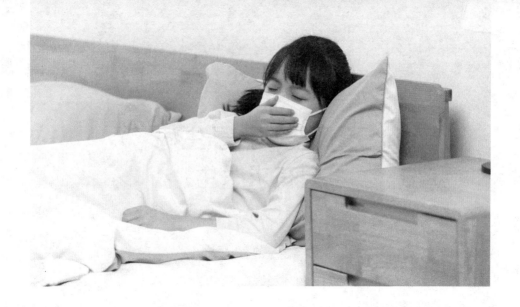

回归正常了。

发热是一个自身免疫的过程，白细胞或淋巴细胞通过升高温度来吞噬病毒和细菌，只要处理得当就不会引起高热惊厥。古人讲孩子每一烧为一蒸，每一蒸就如同一次脱胎换骨的感觉，一直到十几岁发热的次数渐少，才会长大为人。

孩子易患呼吸道疾病，上、下呼吸道都属于肺的管理范围，这就足以证明孩子肺的稚嫩，过度使用抗生素或清热解毒的药，对孩子的身体也是一种克伐，不要凭感觉乱给孩子用药。

我这么多年在临床一线看到更多的是已经定性的病，见得最多的也是胡乱给孩子用药，其实中医有很多很好的丸药、颗粒剂，等等，比如小儿化食丸、肥儿丸、启脾丸、小便豉翘退热颗粒，等等，西药不能及的，中成药的效果也非常好，这些用药的方法在后面的章节中也有提到。所以说只要用对症、看对病，观念和方法正确，以后的养儿育儿就是一件既惬意又享受的事情。

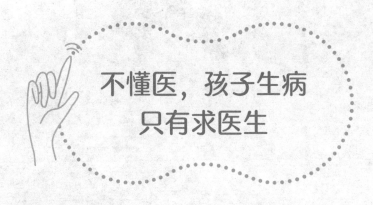

不懂医，孩子生病只有求医生

　　通常情况下，孩子咳嗽发热，或者拉肚子两天不好，家长就会慌了手脚、乱了方寸，抱着孩子匆匆往医院赶。到了医院，挂呼吸科，等了好长时间，轮到自己了，结果呼吸科专家却说该挂消化科。家长只好带着孩子重新挂号排队，终于又轮到自己了，结果医生只是简单地给孩子摸了摸肚子、看了看舌苔，就下诊断说："这孩子消化不好，回去吃点山楂就行了。"或者是："孩子长得太快，是成长痛，不用吃药。回去吧，没事的。"

　　如果遇到不负责任的医生，他就开各种各样的药，让孩子吃一个星期，先观察观察再说，孩子没什么大病倒也罢了，但如果有严重的病却因此被拖延，这麻烦可就大了。

　　比如说，我老家的一个不足 3 岁的孩子，感冒咳嗽老是不好，遵医嘱吃了药，白天他的体温降了，晚上又升到 40℃左右。来回折腾了三个星期，求助了好几家大医院，孩子的病都被医生当成寻常感冒来治，治来治去，毛病还是反反复复，而且孩子越来越没精神，两个小鼻孔一扇一扇的，喘气很粗。最后，家长把孩子送到一家区级儿童医院，一位负责任的女医生一检查，说是大叶性肺炎，好险啊！最后，可怜的孩子在医院里足足打了半个月的吊针，家长和孩子均元气大伤。

不懂医，您就预料不到孩子身上可能存在什么问题；不懂医，孩子身上的小问题就可能发展成大问题；不懂医，孩子生病就会变成全家人生病；不懂医，孩子一有病您就只能连夜把他送到医院，眼巴巴地等着医生，心里又苦又怕。

孩子之所以生病，很大程度上是因为家长缺乏最基础的医学常识，在孩子发病的早期疏忽了。其实，孩子的表情、大便的颜色以及腹痛、腹泻等症状，都是在提醒家长们：爸爸妈妈，我病了。但很多家长要么没注意到，要么不在意，要么注意到了却没有采取正确的处理措施。

有一次，我去朋友家聚会，他家有一个五六个月大的婴儿正在熟睡。看到一个小生命，谁都会觉得新鲜，我也不例外，一进门就先去看孩子。当时，我习惯性地用手去摸他的小脸蛋，烫！职业敏感告诉我，孩子在发热！我赶紧从床头拿来奶瓶放在孩子的嘴里，他也不吮吸。这时我意识到：孩子不是正睡得香，分明是昏迷了！

《景岳全书》中说："若牙关紧闭不纳乳，或硬而不软，其病极重也。"这说的就是小儿脑炎的前兆。当时，朋友一听说孩子昏迷了，吓得脸都没了血色，赶紧抱着孩子就往医院冲。经确诊，孩子患了急性脑炎。医生说，幸亏送来得及时，再晚一些，孩子就有生命危险。

我饭没有吃成，却做了一件大好事，心中不无高兴。

事实上，很多家长在生活中注意不到孩子身上的问题，一般也不会从自己身上找原因。比方说，有位妈妈带着半岁大的孩子来我这儿看病。她说，这几天自己的心情不好，孩子也不好好吃奶，一摸小肚子，胀胀的。她问我，"是不是妈妈心情不好，吃奶的孩子也会受影响？"

我说，当然是这样，因为中医讲："母肝气盛，血气沸腾，乳汁败坏，儿必生诸病。"所以，孩子这种情况是母病及子造成的。

还有些家长一看到孩子发热就慌不择药，习惯性地拿起大人常吃的退烧药给孩子吃，结果药量过大，孩子出了一身汗，虚脱了。

一些父母，因为孩子先天体质不好，就给他吃各种各样的补品，结果孩子很早就开始性早熟、长小胡须，甚至过度肥胖。这样的病例我目睹了太多，真是痛心啊！

父母当然是最爱孩子的，但很多时候，他们由于不懂医，好心办坏事，有意无意中做出了伤害孩子健康的举动，常常后悔莫及。其实，只要您掌握一些中西医的科学育儿知识，举一反三，活学活用，让孩子健康成长一点都不难。

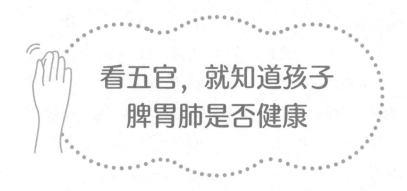

看五官，就知道孩子脾胃肺是否健康

我在中医院实习的时候，有一天，正好是节假日，只有我们几个学生在临时值班。一个家长带着孩子来看病，说是孩子便秘。当时主治医师不在，一同实习的学长就主动上前询问孩子的情况。

诊断后，学长说孩子大便干是因为上火了，然后开了几服清热泻火和通便的药，并嘱咐家长回去后多给孩子吃些凉性的水果。因为他是初次开方，学长心里还美滋滋的，没想到这个第一次反而成了教训。

没多久，那位家长又带着孩子来了，这次他的态度很不好，说孩子吃了学长开的药后，不但大便没通，还总说肚子痛。这次老师在，他没有给孩子把脉，只是看了看，便开了个方子。我一看，老师开的方子和前面学长开的正好相反，全都是温补的药。

当时，我们几个实习生看得如坠入云雾之中。但也就两三天的时间，老师的诊治便得到了验证——家长高高兴兴地带孩子来复诊，说孩子的病好了，肚子也不痛了，还坚持要老师再给孩子开几服药调一调。

事后，老师稍加点拨，我们才恍然大悟。我也是第一次意识到，看小儿苗窍（就是五官：目、舌、口、鼻、耳）是何等重要。

说到孩子便秘，大家一般都会想到是上火了，吃点凉的、泻火的药，症状很快就会消除。那为什么那个孩子上火后吃了泻火的药病情反倒加重了呢？

原来，孩子上的不是真火，是假火，也就是中医所说的虚火。所以治孩子便秘的时候，您一定要辨明是真火导致的还是假火导致的。

怎么辨别孩子身上的"火"呢？看鼻子！孩子鼻子干，鼻涕黏稠，甚至容易流鼻血，这才是体内有真火。而上面提到的那个孩子身上的火分明是假火，因为他不但鼻子不干，而且总是流清鼻涕，还一直咳嗽、气喘，这显然是肺虚假火引起的。

便秘与肺有很大的关系，因为"肺与大肠相表里"。记得中医小儿诊治学中有这么一句话："大肠，肺之表，闭结，肺有火也；肺无热而便闭，血枯也，不可寒凉，更不可攻下。"意思就是说，因肺虚、气血不足引起的便秘，用清热泻火的中药去治，不但治不好，反而会加重病情。

鼻子是肺的苗窍，通过观察鼻子，我们就能知道肺里是不是有火。假火和真火要用两种截然不同的方法治，而这一切全赖于我们对苗窍的观察。它们分别代表五脏，通过看五官，我们就能知道内脏是不是有毛病。因为目是肝窍，舌是心窍，口是脾窍，鼻是肺窍，耳是肾窍，五窍与五脏相通，互为表里。比如说，肺与鼻相通，我们看鼻子就能知道肺的健康状况。再如，"肝开窍于目"，看眼睛我们就能明白肝的好坏，以此类推，看口就能知道脾好不好，看舌就能知道心有没有毛病，看耳朵就能知道肾功能强不强。

这有点像西方的解剖学，只不过这"解剖"的不是五脏而是五官，让我们更直接地看到内脏的病理特征。

看五官，知内脏，这是根据中医所说的寒、热、虚、实等症来辨别的。看到一个人眼睛红肿时，我们就知道他肝火旺，如果是孩子，他精神上会变得烦躁、多动；这种情况可以给孩子喝健儿清解液，按上面的说明针对孩子的体重加减用药量。

如果孩子两眼或鼻根发青，眼球乱转，那就是着凉或肝风内动引起的，这也是容易抽搐的前兆，这种情况多见于高热不退的孩子，要赶紧给孩子吃退热药，以防孩子抽搐，比如中成药，小儿豉翘清热颗粒，中成药退热慢；但疗效持久。

如果孩子嘴唇通红，总是泛呕，那就是脾胃有火。如果孩子还有舌苔黄厚、小便黄、大便干的情况，可以给孩子喝小儿化积口服液，喝到大便通，食欲恢复即可。

孩子的嘴唇没有血色，还伴有呕吐，是脾胃太虚了，不能消化食物运生气血，这种情况家长可以给孩子吃两盒启脾丸。若孩子吞咽中药丸剂会有困难，可以给孩子搓成小粒，冲水服。

望苗窍不仅可以看五官，还可以看面部的颜色。比如说孩子脸色焦黄、无血色，不爱吃饭，这是脾胃消化不好，因为脸黄是脾有病的反映。脾胃为气血生化之源，这样的孩子多数都患有贫血，可以给孩子吃小儿补血颗粒。

吃药是一方面，主要还得让孩子多运动，有的家长说："孩子本来就虚，越运动体质不会越差吧？"其实不然，适量运动会促进孩子的肠胃的消化和吸收，增加孩子的食欲，比吃药更有效。

很多家长说："孩子脸色发青，他的肝是不是有病？"

我仔细观察了一下，家长说的孩子的脸发青，不是孩子的整张脸都发青，而是眉宇之间或鼻翼两侧有发青的皮下血管，这不是什么病态，家长完全不用理会；如果孩子的脸出现了不正常的白色，还咳嗽、怕冷，也就是最常见的呼吸道疾病，也叫风寒袭肺。

另外，如果孩子的脸色发黑，却不是正常的黑，而且一点也不滋润，还腰痛，同时伴有腿和颜面浮肿，孩子比平时尿少，总说累，那就是肾气虚到了极点的表现，是孩子的肾出了问题，需要及早就医。

古代著名小儿医家夏禹铸说："小儿诊病，以望为主，问继之，闻则次之，而切则无矣。"可见，古人给小儿看病时更重视小儿望诊。《幼幼集成》中的"望诊篇"谈到这点时便说道："小儿于未言时，问之无可问……故小儿病于内，必形于外，外者内之著也。"

经过这么多年的临床经验，我深切地体会到了中医小儿望诊中"审苗窍"的玄妙，可以说，审苗窍是最早的中医儿科解剖学，是中医儿科的精华和瑰宝。掌握了这门学问，孩子病在哪里，您知道得也不会比医生少。

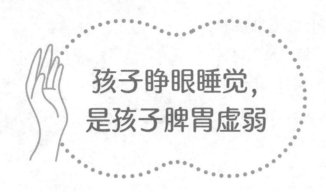

孩子睁眼睡觉，
是孩子脾胃虚弱

　　一般情况下，人睡不好觉时会疲劳、上火、内分泌紊乱，表现在眼睛上就是两眼发红、布满血丝。但如果孩子在睡眠充足后还出现这种情况，那就是他的脏腑里有热了，可能是喝水少或外感风热导致的内热丛生。

　　这时，家长就要给孩子补充水分，这里说的水是指温白开水，而不是任何含糖或碳酸类饮品。如果没有内外因致热，孩子的眼睛里也出现了充血现象，那就是急性眼病，比如说眼结膜炎、角膜炎、沙眼等。这些情况往往是不讲卫生引起的，家长要从防治眼病入手，平时记得要让孩子勤洗手。

　　出现这些情况，家长不要上来就给孩子用眼药水，更不能常给孩子用那些含有激素的眼药水，长时间用会对孩子的眼角膜造成不可逆的损伤，如果实在需要，可以给孩子用氯化钠，也就是生理盐水作为主要成分的滴眼液，这样最安全。您还可以给孩子专门准备一条消过毒的毛巾，以免"病从手入"。

肾是身体里的"抽水机"，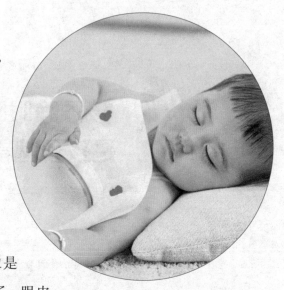
如果这台"抽水机"出了
问题，那身体里的废水就
会排不出去，就会出现水
肿，比如说孩子的眼皮肿
就是"抽水机"出了问题
的表现。这时候，您一定要
让他注意休息。休息就好像是
给"抽水机"加油，休息够了，眼皮
的水肿很快就会消失。但是如果孩子休息充足了，水肿还不见消
失，那就是湿气乘虚入肾，加重了病情，这时您就要带孩子去医院
就诊。

还有的家长说，"孩子睡觉的时候，眼睛怎么总是半闭或是根
本就不闭？这是因为孩子肚子里有虫，还是别的原因？"

中医认为："寐时眼睑张开而不闭，是脾气虚弱之露睛。"这
样的孩子大多消化功能不好，脾胃弱，身体瘦小。这时候，您就要
经常在睡前用茯苓水给孩子泡脚健脾，还要经常给他按摩，推推脾
经，这是一个长期的过程，而非一日之功，所以您要有耐性。

另外，婴幼儿时期孩子的表达能力差，腹泻时间长了，总是
治不好，也吃不下东西，就会一直哭。一般哭都会有眼泪，但如果
孩子在哭时连眼泪都没有，而且眼眶还凹陷下去，皮肤也失去了弹
性，孩子连站立的力气都没有，那就是因为孩子脱水严重，电解质
紊乱，这时，您一定要带他去医院救治。

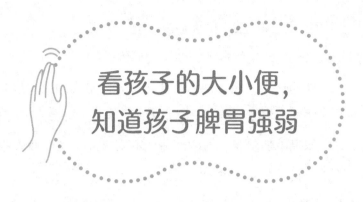

看孩子的大小便，
知道孩子脾胃强弱

没孩子前，我以为给孩子换尿布是件很麻烦的事，等孩子生下来，我亲身体会了才知道，刚出生三四天的孩子，大便根本就没有臭味。我当时还纳闷，孩子的大便怎么是褐色的，而不是黄色的软便？我怀疑他的身体是不是有什么问题，结果打电话问了医生才知道，这叫胎粪，孩子并没有生病。

果然，在孩子吃了几天母乳后，大便就变成了鸡蛋黄一样的卵黄色，稠但不成形，还有点酸臭味。

另外，有的妈妈乳汁少或没有乳汁，还有的妈妈患有乙肝，孩子不能吃母乳，但是奶粉不如母乳容易消化，所以孩子的大便很容易干，还有臭味，差不多是两天一次，有的甚至是三四天才解一次大便。

这就是家长给孩子冲的奶粉太稠，不容易消化的缘故。在给孩子冲奶粉的时候，不要一开始就按说明书上的比例去调配，要先调稀一些，等孩子的大便通了，解下来的是黄色的软便时，再按说明书上的比例去配。这样，孩子的大便就不会再干了。

当然，这只是刚出生的孩子大便干的原因。

婴幼儿时期的孩子大便干是因为伤热或者是室内的温度过高导致的。家长总怕孩子着凉，给孩子穿得太厚，结果孩子就伤热了。

冬季室内如果用加湿器，温度最高也不要超过24℃。现在很多家里都是地暖，我朋友的家里的温度都到28℃了，外面是冬天，家里在过夏天，这样孩子能不上火吗？

再就是给孩子加辅食。辅食包括各种蔬菜和水果，婴幼儿咀嚼功能差，要给孩子弄成泥状，我的孩子三个月后就能吃各种果泥和蔬菜粥，不要怕水果的凉性伤到孩子的脾胃，只会有益无害。

哺乳期的孩子如果好几天都没有解大便，就容易起痱子。看到痱子，您就应该知道孩子是伤热了。外面热，肠道里面会更热，所以孩子会大便干。这时，您要给孩子穿得宽松一点，室内放个加湿器，还要经常打开阳台上的窗户通风。

另外，哺乳期的女性吃得太油腻也会导致孩子大便干。妈妈要吃得清淡一点，乳汁里就不会夹带那么多的"火"。遇到这种情况，妈妈可以少盐、少糖，少吃碳水化合物（面食类），同时还要适当地做些有氧运动，加速代谢，只要做到这些，症状轻的孩子，用不了几天，大便自然就通畅了。

其实，相比于便秘，孩子腹泻更常见。孩子天生脾胃弱，肠道的免疫力差，吃了冷的、热的或湿性较强的食物，就容易消化不良。接着，大便就会变稀，这就是中医所说的"脾阳不化"，也正是"脾主运化水谷"的功能失调所致。

这种情况下，婴幼儿可以吃些调节肠道菌群的药，增进孩子的食欲，量不要吃太多，胃口恢复就可以停药，不要产生依赖。如果是儿童，可以让孩子吃肥儿丸，也不要急于求成，先减半量吃，吃几天后可以按正常量再吃两天即可。

我一向不太赞成孩子吃药，要让孩子多活动，多去户外，多晒太阳，否则孩子就如同"阴地之草木"永远也不能长成"参天大树"。

生冷和不易消化的食物伤到脾胃，孩子一般表现为肚子痛，然后就是腹泻，一天要拉四五次，甚至是十几次。这种情况一年四季都有可能发生，但最常见的是夏、秋两季。因为这两季的水果较多且多性寒凉，这时又是雨季，气候潮湿，而湿是最易伤脾的。

另外，湿泻和凉泻伤人后还各有特点：凉泻下来的是水便，而湿泻还多了一重黏滞，它不会像水便泻下来得那么痛快，而且大便里还会有好多泡沫。

这种情况可以给孩子吃我书中提到的"壮儿膏"，山药和桂圆能温脾健胃，是不可多得的药食同源中的佳品。

夏天防止孩子湿泻的办法，就是少让孩子碰凉水。家长一般愿意让孩子在暑假里学游泳，那您在晚上睡觉前一定要用热水给孩子泡泡脚，这样就可以祛除孩子体内的凉和湿。

孩子之所以会腹泻，是因为食物只是被脾胃进行了简单地粗加工，就草草地排出体外。时间短，孩子可能还只是脱水，时间长了，孩子就会出现营养不良的情况。而且，腹泻如果不能得到有效地防治，还会由急性转成慢性，严重影响孩子的生长发育和健康，所以家长千万要重视。

还要提醒家长一点，有时候，一些家长拿给我看的孩子的大便，是苹果或草莓酱的颜色，这是因为大便里掺杂了血。如果孩子哭闹得特别厉害，那很可能是肠套叠或肠扭转引起的，这时，您一定要带孩子去医院检查。

另外，孩子小便发黄，尿尿的时候有点痛，舌头的舌体和舌尖都是通红的，舌尖顶住上颚时，还能看到舌系带附近有青筋暴露，那是过盛的心火下传到小肠，又引发了小肠生火导致的。

孩子腹痛是一个非常复杂的问题，比如孩子肚子痛的时候不排便，肚子鼓鼓的，也不放屁；还有的孩子肚子痛是在某一个固定的位置，不能用手去摸，非常抵抗；甚至有的孩子肚子痛的时候，即使排大便也呈黑色，就像我们喝红酒后解下来的大便一样，味道还很腥……还有很多情况，比如肠梗阻或消化道出血之类的，这些家长在家里都处理不了，都需要尽快去医院看医生。

泻小肠火最快的方法就是多喝水、多吃水果，这种情况不需要给孩子验尿，用凉性的水果和足够的水去冲刷尿道就可以解决，比如梨、西瓜之类都可以。

您的眼睛是检验孩子健康与否的第一道关卡。如果您在生活中能对细节多加注意，比如留心孩子大便的颜色、形状等，时间久了，您也可以练就一双"火眼金睛"。孩子有什么头疼脑热的，您都能及早发现并予以解决。这样，哪里还用日日为孩子的健康担惊受怕呢？

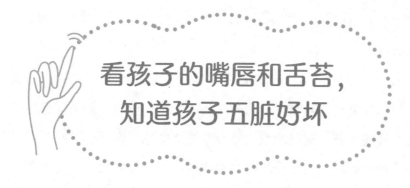

看孩子的嘴唇和舌苔，
知道孩子五脏好坏

看大便辨病情总归还是不方便，我这里有更简便的方法——看嘴唇和舌苔。

对中医稍有了解的人都知道，脾在五行中属土。您要想了解"土质"的好坏，看上面的"植物"——嘴唇和舌苔的长势就能知道。

我在学中医的时候，我们班有一个幽默风趣的中医内科老师，同学们都爱听他讲课，因为他讲课生动而且易懂。有一次刚上课，他就把一个男同学叫起来问："你是不是涂口红了，嘴唇怎么那么红啊？"同学很纳闷地说："没有呀！"全班哄堂大笑。等我们安静后，老师才解释说："这就是脾内有火的表现，嘴唇红，脾火旺也。"

脾土缺少水的灌溉，嘴唇这些"植物"就会因缺水而上火。比如说，孩子就经常会因为缺水而出现脾火旺、嘴唇通红的症状。相反，如果水多了，比如说孩子喝的凉水和冷饮过多，这对脾来说，就像是冬天来了或是犯洪灾，嘴唇就会变得淡红或发白，这是着凉引起了胃肠道疾病。有的孩子甚至会出现腹部痉挛、疼痛，恶心，呕吐的情况。

如果是慢性脾病，孩子嘴唇的颜色就是淡红或惨白的。比如说，孩子如果长期营养不良，高热后或大病初愈时，脾土就好像很久没有被施过肥，嘴唇的颜色就会变成淡红色。在这里，我要提醒家长，慢性脾病会使孩子的营养吸收严重不足，导致孩子身体各方面的营养都不够。所以，当您看到孩子口唇淡白的时候，就说明健脾已经迫在眉睫了。

舌苔也是脾土上的"植物"。我们通过舌苔不但能辨出病的急慢来，而且还能把脾病由急变慢或由慢变急的整个演变过程分解得一清二楚。所以说，观察舌苔就像西医在研究脾病的病理，着凉、伤热、伤食、伤湿等，一一在舌苔上陈列开来，让不懂医的家长也能一目了然。

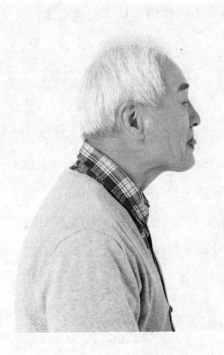
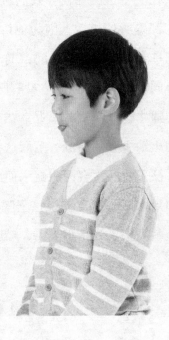

您给孩子看舌苔时不用像医生那样辛苦。医生是要在孩子生病难受、哭闹不休的情况下，插入压舌板才能看到孩子的舌苔，您只要冲孩子吐个舌头、做个鬼脸，让孩子调皮地跟着吐舌头，就能轻松地看到他的舌苔了。

舌苔薄白，就像是植物的叶子上打了一层霜（霜代表脾气），就说明孩子的消化功能正常。没有霜了，也就是无苔，这就是孩子脾气不足、脾胃弱、消化不良的表现。这样的孩子稍微吃点东西就觉得饱了，还总爱喝稀的，稍硬一点的东西，比如烧饼之类，吃下去也消化不了。

如果霜变成了雪，厚厚的一层盖在舌苔上，那就是苔厚，也就是脾最害怕的湿。中医讲："脾喜燥而恶湿"，脾燥的时候，人的胃口就好；脾湿的时候，您就是想吃也吃不下，这就是中医常说的"湿阻中焦脾胃"。所以，您如果看到孩子的舌头上有厚的白苔时，可以适当地让他吃点花椒、胡椒，辛热可以化湿，不用吃药，几天以后，您就会发现孩子的舌苔慢慢地变薄了，直到变成霜，变得正常。

中医把脾的病理研究得很透。舌头上有白厚苔，是体内有寒湿的表现，吃点性辛温的东西就能化。但有一种湿，辛温不但不能化，化了反而会加重病情，那就是湿热。有湿热的孩子，舌苔不是白厚苔，而是黄厚苔。黄就是热，厚还是湿，这种苔多见于夏季，因为这个时候天气热，湿气重，再加上孩子长期消化不良（也就是肚子里有积食），湿气就会化成热，导致黄厚苔。所以，这个时候越吃辛热的食物，舌苔越会变黄、变厚。

治湿热只能先清热后祛湿，食疗去湿热的效果是最好的。家长可以给孩子吃多吃些茯苓、薏米、冬瓜、红豆等药食同源的食材。黄厚苔就好像是一块盐碱地，经过我们一步步地调理，终于改良成了一片沃土。

不管是寒湿还是湿热，如果用食疗法还调不过来，孩子就会出现便秘或大便黏腻不爽的情况。腹胀久了就会形成积食，这个时候您应及时为孩子通肠胃、消积食。积食消了，脾胃功能和舌苔才能恢复正常。

不过，我要提醒您一点，在给孩子看舌苔前，您要先让他漱漱口。有一次，一个家长带着孩子来找我，说孩子的舌苔特别黄，我一看确实很黄，就问她刚给孩子吃什么了。一问才知道，原来孩子刚吃了个蛋黄，是蛋黄把舌苔染成了黄色，虚惊一场！

所以您在给孩子看舌苔的时候，可以先给他喝点清水，以免因为刚吃的东西而误诊。孩子常吃的有很多颜色的小食品都会改变舌苔的颜色，所以您要多留意。

不过，在孩子生病时，还真有舌苔变成黑色的情况。苔黑说明脾胃里的火烧得太过了，就像在舌苔上留下一层燃烧过后的黑色碳痕一样。这时，您一定要及早带孩子去医院救治。

通过看嘴唇和舌苔，您就能看出孩子是吃得多了、少了，还是冷了、热了。学会了看嘴唇和舌苔，您就能像经过专门培训的消化内科大夫，一眼就能透视到孩子的脾胃，并及时地给他调理。有您这样的专业"大夫"贴身照顾，孩子的脾胃怎么可能不健康呢？

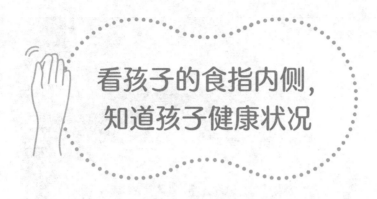

看孩子的食指内侧，知道孩子健康状况

我有位朋友，看过中医后连连赞叹中医的神奇。他说："给我看病的专家水平真是高。他给我把脉，一句话都没问，拿起笔来就开方，几服药下去，我的病就好了。"

我告诉他，这其实很正常。因为专家的经验丰富，而且成人比小儿更上脉象——成人看到医生，脸不红，心不跳的，一副平常样。小孩子就不一样了，一看到穿白大褂的医生，不是哭就是闹，一激动，脉就会跳动得更快，脉象就不稳。所以说中医给孩子把脉时，脉大多不准，病情也很难诊断。

宋代的钱仲阳发明了看小儿络脉的方法，他说："小儿络脉，盖位则自下而上，邪则自浅而深，证则自轻而重，人皆可信。"这说明，看小儿络脉是在古代广泛使用并且流传至今的方法。

什么是看小儿络脉？

说白了，就是看小孩子食指的内侧。中医把脉分为寸、关、尺，小儿食指的内侧也是根据指纹分了三个区，从内往外分别叫风

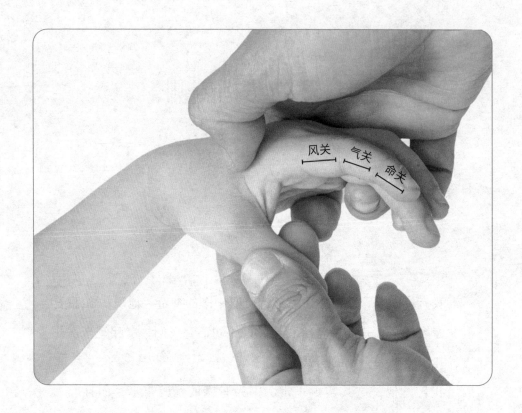

风关　气关　命关

关、气关、命关。中医把脉本来就够难的了，有人说食指内侧这里没有动脉搏动，在这里把脉岂不是更难？不是让您把脉，您只要看小儿食指内侧的那根毛细血管就行了。

经常有家长带孩子来我这治感冒。孩子怕冷，打喷嚏，流清鼻涕，这明显是着凉了。我就让家长一只手抓住孩子的手，用另一只手的拇指由外向里推孩子食指内侧的毛细血管（络脉），边推边观察。您推几下以后，孩子食指内侧的毛细血管就清晰可见了。孩子健康的时候，这根血管是若隐若现的，几乎看不见。但如果孩子着凉了，您就会清晰地看见这根毛细血管像一棵刚长出来的小树，长满了整个风关并正要向上延伸，而且枝干的颜色发青。这说明孩子得了风寒感冒，这种情况多发生在春、冬两季。

在夏秋的时候，您如果在风关处看到同样一棵"小树"，唯一不同之处是这棵"小树"的树干是红色的，那么孩子不是着凉了，而是伤热了，也就是孩子在夏秋两季最容易患的热感冒。这时候，孩子会咽干、发热、上火，甚至鼻出血。对于这，我还专门编了两句顺口溜方便您记忆："青树风关是着凉，红树风关是伤热。"

如果"小树"只长到风关外，这说明孩子的病情比较轻。如果是着凉，让孩子出点汗、发发热就好了；如果是伤热，您给他用点凉药清清热就没事了。但是，如果"小树"越过了第一道关卡，进入了第二关——气关，表明孩子的病情正在发展，这时，您要赶紧送他到医院医治。

如果孩子既没着凉也没伤热的症状，只是受到了惊吓，或者就是伤食，那您也可以辨别出来。颜色淡表示病得浅，是虚证；颜色深表示病得深，是实证。

最后，我还要提醒家长一点，看小儿络脉的时候，您一定要站在光线充足的地方，比如把孩子抱到窗前，然后您再用手去推，细心观察孩子络脉的颜色和形状，以辨清疾病的寒、热、虚、实。

中医给人治病讲究望、闻、问、切，但我不主张只通过切脉便给病人定性，这是不负责任的做法，因为再高明的医生也难免会出现误诊。看小儿络脉更是这样，在看清、辨明的同时，您还要结合孩子的其他症状，更加准确地诊断病情，真正地对自己负责，对孩子负责。

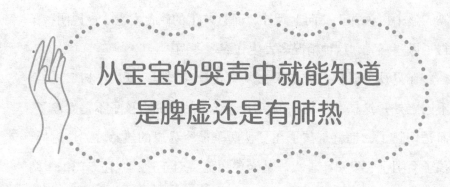

从宝宝的哭声中就能知道是脾虚还是有肺热

要问人为什么会哭，您一定会说是因为伤心。

确实，孩子哭也是因为伤心，但他更多是因为自己还小，身体难受了说不明白，妈妈又看不出来，所以只能通过哭来倾诉自己的病情。

有一次，一位妈妈抱着不满周岁的孩子来找我看病。孩子一直在哭，声音时断时续，也不高，有气无力的。妈妈说孩子哭了一个多小时了，因为他不会说，所以自己也不知道他到底哪里不舒服。我握着孩子的小手，推了推他的食指，又看了看他的络脉，呈青紫色，而且已稍过风关。然后，我稍稍用力摸了摸孩子的肚子，摸的时候，孩子的表情很痛苦。

我问这位妈妈："孩子哭之前，您给他吃了什么凉的东西没有？"

"吃了。"孩子的妈妈说，"天太热，刚吃完午饭，孩子要吃冰糕，我就从冰箱里拿了一根，当时还担心他吃了会着凉，所以就只给他吃了一半。"没想到这半根冰糕还是惹了祸。

像这种因着凉引起的急症是很容易解决的。中医有句话叫"寒者热之"，用宝宝一贴灵，或者是温肠胃、散寒气的生姜贴肚脐，腹痛很快就能止住。

孩子既没发热，也不怕冷，更没有流清鼻涕，而且鼻涕也不黏稠，但就是不停地哭，这是为什么呢？虽然孩子不会表达，但仔细听孩子的哭声，对于他的病情就能知道个八九分。

中医认为："声由气发，气实则声壮，气虚则声怯。"哭声就是通过气发出来的。孩子吃了生冷的东西后，肠道会突然痉挛、疼痛。

这是因为凉就是寒，寒性会使肠道凝滞不通，气不顺。这时候孩子是一边忍着痛一边哭的，所以哭声不高，还时断时续，像是胆小的孩子不敢放声大哭一样。

其实，脾胃不好的孩子经常会这样哭，因为脾虚了，胃肠更容易着凉。

有虚就有实。如果孩子的哭声高而久，还哭得面红耳赤的，这时候，他是在用愤怒的哭声告诉妈妈："我热，我热得难受！"这样的孩子大多数都是体内有热，而且大部分的热都集中在肺、脾胃和肠道里。肺热会让孩子鼻咽干燥，气壮声洪。

其实，哭也是孩子宣泄肺热的一种方法，但哭久了就会耗伤肺气，所以您要及时采取应对措施。

脾胃有热，孩子除了哭声高外，小一点的孩子还会生马牙、嘴唇通红，大一点的孩子则会牙龈肿烂。这时候，孩子因为嘴痛，哭声会更高。而且热传到肠道里，还会导致大便不通、干燥，所以这时孩子的哭声也像在使劲解大便。您如果看到孩子四五天了还没有解大便，一定要理解孩子哭声背后的意义。

家长不但要听孩子的哭声，还要学会看。从哭声中您能分辨出孩子是真哭还是假哭，比如说，孩子哭的时候会伤心落泪，这种哭大多数是因为他受到惊吓，心里感到恐惧。而像上面说的，孩子着凉了腹痛，他的哭一般是没有眼泪的，因为哭的时候，孩子只是在专心地忍住腹痛。

《幼幼集成》中说小儿"如日夜啼哭不止，为母者心诚求之，渴则饮之，饥则哺之，痛则摩之，痒则抓之，其哭止者，中其意也；如哭不止，当以意度之。"

小儿止哭方	配方	蝉蜕四个或者五个，朱砂一小勺，蜂蜜。
	用法	四五个蝉蜕（"知了"未成形之前的外壳）炒干，研成细末，然后加点朱砂（用量很少，您用我们掏耳朵用的掏耳勺取一小勺就够了），再用蜜调成粥状，在孩子吃奶的时候涂在妈妈的乳头上。孩子吃下去后，晚上就会不哭也不闹了。

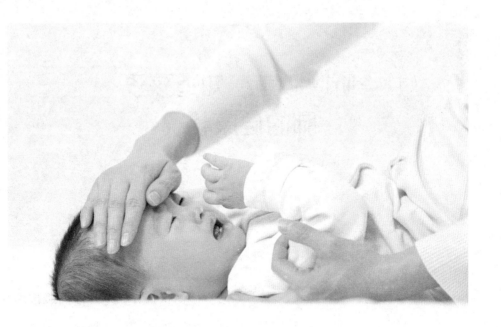

意思就是说，孩子在哭的时候，妈妈要想想他是饿了、渴了，还是哪里痒，不舒服，给孩子喝点水，吃些奶，抓抓痒痒，这样孩子称心如意了，自然就不会哭了。

如果这些都做了，孩子还是哭，那您就得好好想想，孩子是不是生病了。

我这里有一个方子，专治孩子因惊吓、烦躁引起的晚上啼哭不止，很多人用了都说有效。

有时候，哭也是一种病态。孩子不会说话，在遭受病痛折磨时，只能用哭声来表达。所以说，孩子哭的时候，您一定要先听一下孩子的哭声，看看他是不是哪里不舒服了。

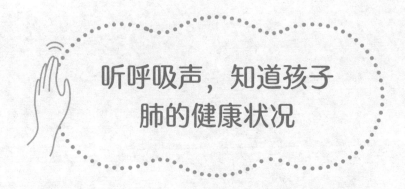

听呼吸声，知道孩子肺的健康状况

　　学医之前，我就觉得医生手里的听诊器很神秘，放在患者胸前一听就能知道对方生了什么病。等自己学医了才知道，原来这个道理很简单，我们的耳朵就是个天然的听诊器。

　　有个可爱的三个多月的小宝宝，有一天，他妈妈跟影楼约好时间给他拍百天照。孩子本来就有点咳嗽，出门的时候，妈妈发现孩子又发热了，但没好意思推掉照相这事，给孩子吃了点退热药就去照相了。

　　折腾了大半天，妈妈发现孩子的病情更重了，赶忙把他送到医院急诊中心。医生的诊断是急性重症肺炎，但因为送来得太晚，孩子不幸夭折，妈妈后悔莫及。

　　孩子发病急，转变也快，再加上他不会表达，病更重了，家长也没注意到，从而延误了最佳的治疗时机。其实，孩子虽然不会说，但他表现出来的多种病态特征就已经在告诉家长："我生病了，赶紧把我送到医院去吧。"

中医称这种重症肺炎为痰热壅肺证。热，就是指孩子发热；痰壅，就是痰阻在肺里。本来很通畅的气道，现在却有东西阻在里面，人会是什么反应？气急、呼吸急促，上不来气。婴幼儿平时的呼吸是气若游丝，根本听不出来，但痰阻在肺里的时候就不一样了。中医有句话叫"鼻翼扇动"，意思就是说孩子的鼻孔像长了翅膀的小蝴蝶一样一起一伏，这就是痰阻在肺里，吸入的气严重不足，肺在努力吸气的缘故。

《幼幼集成》中说："咳而胸高骨起，其状如龟者，谓之龟胸。此肺热之极。"孩子吸气的时候，您如果看到他的肋骨陷下去了，一根根清晰可见，而且锁骨两侧的窝和胸骨以上、喉咙以下的地方也陷下去了，这就是西医所说的"吸气三凹征"，也是孩子因为痰阻在肺里呼吸困难的表现。

您如果发现孩子出现了鼻翼扇动和龟胸现象，同时还在发热，嘴唇和指甲盖也变成了青紫色，那就是危症，一定要及时带孩子去医院救治。

为了防患于未然，您一定要知道孩子是不是有痰阻在肺里了，是不是已经患了肺炎。怎样才能知道呢？这就得利用耳朵了。

等孩子平静下来时，把耳朵放在孩子脊柱的两侧，听他肺里面的呼吸声。没有痰阻的时候，孩子的呼吸声就像拉风箱的声音，一呼一吸很单调、很清楚。有痰阻在气管里的时候，您会听到一种吹哨子的声音，那是痰在鸣叫，说明痰阻在气管，也就是西医所说的气管里有炎症；如果您听到的不是鸣叫，而是像敲破锣发出的声音，那就是因为痰太多，阻在肺里，病邪已经入里，导致气道不通，还波及两侧肺的下方。这是肺热至盛，孩子患了重症肺炎的表现。这个时候最害怕的就是孩子发热，因为发热会熏蒸孩子娇嫩的肺，使病情发展得更加迅速。

您要是学会了"听"，就能避免孩子发生很多意外。曾经有个妈妈带着孩子来找我看病，一进门就说孩子患了肺炎。我拿起听诊器要给孩子听听，她妈妈说不用听了，她已经听过了。我当时还有点不太相信，结果一听，孩子还真是得了肺炎。虽然这位妈妈不懂医术，但可贵的是她能意识到孩子病重了，并带着孩子及早去治疗。

您也许会问，有那么多外治法、推经络法和祛痰的方法，还用去医院治吗？在这里我要给您一个忠告，您如果听出孩子有了这些毛病，千万不要把书本上的保健方法当成救命的稻草，一定要及时就医，否则就会耽误治疗的最佳时机。

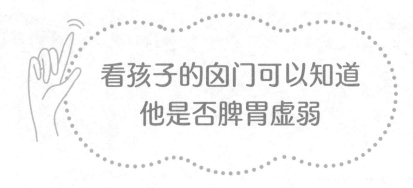

看孩子的囟门可以知道他是否脾胃虚弱

人有七窍，其实，婴幼儿还多了一窍——头上的"囟（xìn）门"，也可以说是"囟窍"。囟门分前囟和后囟，孩子生下来时，后囟一般都已闭合，但前囟闭得晚。中医认为，通过它能发现孩子身体的很多症状。

一对生下男婴才两个多月的夫妇，双方父母都年岁已大，不能帮着他们带孩子。年轻人哪有带孩子的经验？他们就一边参照书本一边带孩子，看书上说六个月以前的孩子，每天的睡眠时间应该是15～20小时。可自己的孩子总是睡不踏实，睡睡醒醒，醒了就哭，奶也不好好吃。他们说同事家的孩子几乎都是每天长50克，可自己的孩子都两个多月了，体重长了还不到500克。

他们带孩子来看病的时候正好是12月，天气很冷。孩子睡在丝制的睡袋里，很厚，头和脚都盖得严严实实。

我问道："怎么让孩子睡在睡袋里？"

他们说："天冷怕孩子着凉，晚上睡觉的时候又怕孩子蹬被子，

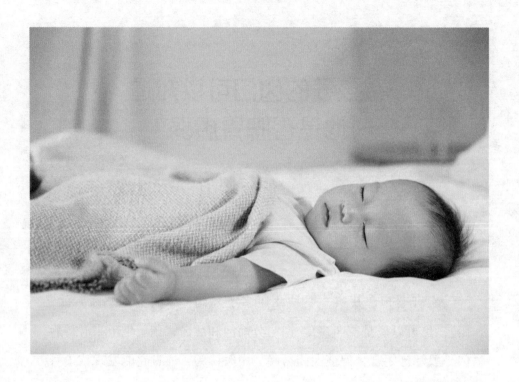

所以就让他睡在睡袋里。"

我看了看孩子的囟门处，不是正常头皮的肤色，有点红，还稍微有点肿。

由此我知道了孩子的病因，于是就告诉他们："孩子没什么大病，不用吃药，是因为你们给孩子头上裹得太严实了，导致他睡不好、吃不香、长得慢。"

现在，大多数人家里都有暖气，即使在大冬天，室内也很暖和，所以孩子睡觉的时候家长就不要给他把头都盖上了。不单是冬天天冷的时候不能给孩子盖头，任何时候睡觉都不能盖。我让他们绝对放心，孩子不会因为不盖头而着凉的。但是他们还是有点怀疑，觉得孩子囟门那个地方最薄，应该是最虚、最怕着凉的地方，所以他们还特别注意把孩子的头部裹得严实了一点，谁知道却适得其反！

这对夫妇后来打电话告诉我，他们按我说的，不给孩子盖头了，孩子当天晚上就睡得特别香，他们真没想到这个方法比吃药还管用。

以后的日子，孩子吃了就睡，醒了就吃，他们也真正体会到了孩子一天长50克的欣喜。自从那次以后，我就成了他们家孩子的保健医生，孩子有什么事情都先来咨询我。看到孩子能健康成长，我也非常欣慰。

那么囟窍应该怎么养护呢？《幼幼集成》中提到说："小儿之头，四时宜凉……即有病生……更有因包裹严密，盖覆过浓，阳气不得外出。"意思是说小孩子的头一年四季都应该是凉的，最怕热，而不是最怕凉。

中医认为，"头为诸阳之会"，也就是说头是一身的阳气所汇集的地方。婴幼儿本来就阳气盛，而这过盛的阳气是通过囟门这个最薄的地方去宣泄的，如果把囟门挡住了，阳气就会内郁，孩子就会出现烦躁、睡不好觉、不好好吃奶等现象，而这个时候孩子的囟门就会稍微肿起、发红，呈病状。

其实，看孩子的囟门也可以知道他健不健康。中医给婴幼儿看病的时候就会通过看囟门的情况来决定给孩子用凉药，还是热药。

如果孩子的囟门不但不肿反而向下凹陷，那他大多是腹泻了很长时间，脾胃已经很虚弱了。而且，他还会有不吃奶，皮肤干燥，体形消瘦，甚至脱水的症状。

所以，如果您看见孩子的囟门陷下去，成了一个坑，那就表示他的脾胃虚泄病已经很重了。

还有的父母喂养孩子不细心，让孩子饥饱无度，哺乳的时候也没时没点的，给孩子吃的奶不是凉了就是热了，这样，孩子的脾胃会更容易受伤，伤了就会导致营养不良。所以，这样的孩子头发又短又黄，还总是出虚汗，肚子摸起来也不软，总是胀、不消化。

短时间内可能看不太出来，日子久了，孩子就变虚了。越是虚，囟门处就看得越明显。这时候囟门反而会像受过外伤后形成的血肿那样凸起来，这种肿有两种情况，一种是寒引起的，一种是体内有热导致的。寒的时候，囟门肿出来的地方坚硬呈青色，热的时候肿出来的地方柔软呈红色。

西医认为，囟门闭合得是早还是晚，这是生理发育上的问题，是正常的。而中医则认为，肾主骨，脑骨也是肾精所生，所以囟门不闭也是肾精亏损造成的。正是"肾主脑髓，肾亏则脑髓不足，故颅为之开解。"也就是说，西医说的是生理现象，中医说的是病理现象。

不管是生理现象，还是病理特征，我观察过很多孩子囟门的大小、开合的程度确实是不一样的。早产儿或是营养不良的婴幼儿，囟门开得就是比足月的健康的孩子要大，闭合的时间也比较晚。

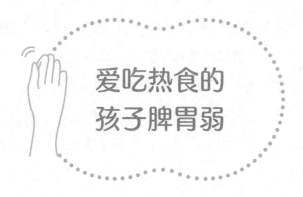

爱吃热食的孩子脾胃弱

"中午给孩子吃的什么呀？"

"豆角，应该是炒熟了的，不然我吃了怎么没事？"

"您的胃肠的免疫力能和孩子一样吗？"这是家长带孩子来找我看病时经常出现的对白。

医生通过询问才能找出病因，但是孩子的表达能力不够，所以只能问家长。前面说的是医生问孩子的饮食，家长也可以自问，想想孩子在发病前都吃了些什么，通过问饮食来了解孩子脾胃消化和吸收的状况。

比如说，大多数孩子都爱吃甜食。"甘入脾"，"入脾"的意思就是促进脾胃的消化和吸收功能。但物极必反，甜食吃多了，就会变成脂肪堆积在皮下而生肥胖，这就难怪爱吃甜食的孩子不少都是小胖墩了。甜食吃多了对孩子的牙齿也不利，孩子要是患有龋齿，您就要问问自己是不是忽视了孩子的口腔卫生。

酸和辣应该是成人爱吃的口味，但现在好多小孩子也很能吃酸吃辣。爱吃这两种口味的孩子，胃口一般都比较好，用中医的话来说叫"消谷善饥"。但是酸和辣吃多了，脾容易上火，所以好酸辣口味的孩子易患口疮、牙龈肿、口腔溃疡等疾病。

记得有一次，一位家长带着孩子来找我看病，说孩子的舌头痛，让我仔细看看是不是长了溃疡。我找了半天一个溃疡也没有找到，但发现孩子的舌体通红，问了才知道，孩子爱吃辣的，是"辣入脾胃，熏蒸舌体"的缘故。

说到口味，我得再说说咸。咸入肾，爱吃咸的孩子容易口渴，渴了就要大量饮水，而这些水最终都要经过肾排出体外。孩子肾气未充，这样就会加重肾脏的负担。

咸味的东西吃得多一点，加上水又供应不充分，孩子就会口干、咽燥、嗓子痛，甚至扁桃体肿大，这都是缺水而引起的上火。所以，家长在做饭的时候，一定要做得清淡一点。每个人每天食盐的建议用量是不超过 6 克，如果细算起来，我们每天吃进去的食用盐远远超过了这个量。而且这是成人的用量，孩子的量应该更少。

除了问饮食以外，您还可以问冷热。因为冷热也是引起孩子脾胃疾病的主要因素。小孩长得快，生气蓬勃，属于阳性体质，所以大多数孩子都爱喝冷饮。孩子会经常口渴，但脾胃不爱渴。冷饮一下肚，孩子当时是觉得痛快了，可过不了多久，脾胃就会用肚子痛、腹泻等方式来抗议。

喜食热的孩子一般脾胃都比较弱，身体瘦小，脾胃阳虚，所以爱喝热饮、吃热食，饭菜稍微凉一点，孩子吃下去就会不消化、肚子胀，所以这样的孩子最好是少吃凉性的水果，比如苹果、桃子、葡萄等，而应该多喝热粥，粥可以养脾胃，助消化，有利于孩子脾胃的成长。

如果不明白孩子的这些特性，您就不知道他生病时，该吃什么药。比如，孩子已经好几天不爱吃饭了，家长带着孩子来看病的时候都众口一词："大夫，怎么给孩子吃了好几天消食的药也不见好呢？"结果我一问才发现，孩子之前不是喝了太多冷饮，就是吃了太多辣的食物。

中医讲："*凉者热之，热者凉之。*"着凉了喝点生姜水可以驱除脾胃的寒气，伤热了吃点凉性的水果或喝点清热解毒口服液、双黄连口服液泻泻火、通通便，胃口自然就恢复了。但是好多家长不辨病情，不知孩子的饮食偏好，就一味地给孩子吃健胃消食的药，孩子的胃口哪会见好呢？

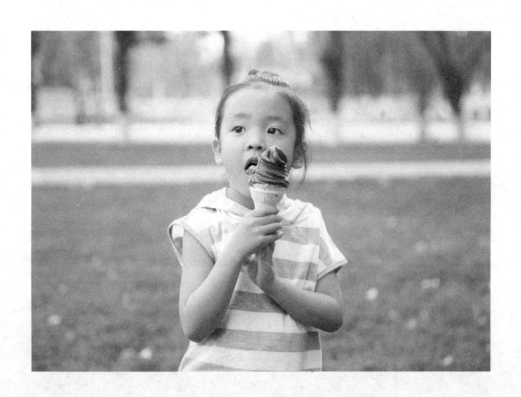

2

每天给孩子推拿经络，脾胃和肺自然好

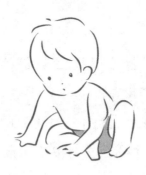

小儿经络按摩使用说明书

大人生病了或劳累了会通过按摩来调治，其实，孩子的许多毛病也可以通过按摩经络来防治。虽然现在还没有专门的儿童按摩院，但家长可以把自己训练成专业的按摩技师来为孩子保驾护航。孩子的先天元气足，通过经络按摩很快就能起效，在我的临床经验中，此举往往事半功倍。

平时，孩子肚子痛，我就先看一下他是哪里疼，再给他揉揉肚子，按一按，动作很简单，却蕴涵了小儿中医按摩学中的大学问。当然，我并不是随便地推几下、按几下。因为如果按摩的方法不对，比如手法不正确，就无法取得预期的效果。

其实，小儿经络按摩在古代就有，隋唐时就有按摩博士这个职业。不仅如此，唐代的太医院还专门设立了按摩少小科（也就是小儿科），并把按摩医生按等级分为按摩博士、按摩师和按摩工。在明清时代还留下了众多有关小儿按摩的著作，如《唐六典》《千金药方》等。

但在今天，小儿推拿按摩似乎已经被我们这些后人遗忘了。当孩子发热、感冒、有食积的时候，父母更多地是依赖退热药、消炎药、化食药，且不说这些药会给孩子娇嫩的脾和肺带来哪些副作用，单就给孩子防病治病的效果来说，还真是用药不如用手。

大家都见过医生给孩子开处方药吧？其实，给孩子按摩的医生也是在开处方，比如说推三关、清天河水等。医生用推、拿、掐、揉等方法，就像中医大夫在推敲药的寒、热、温、凉一样，只不过一个用的是手，一个用的是中草药。

我以孩子肚子痛为例，不同的痛就要用不同的按摩手法来治。

便秘引起的腹痛，要按顺时针方向去揉腹，因为这是泻法，通过泻，使积在肚子里的大便排出，腹痛就能消除了。

治腹泻引起的腹痛，则要按逆时针方向揉，因为这是补法，通过补，能使大便变实而止住泻。

如果孩子是腹内有积引起的肚子痛，那就要推和拿，或掐和揉相结合，补泻兼施才能治好孩子的病。

以上这些都只是小儿经络按摩里最简单的几个手法。

有人说，小儿经络按摩听起来很简单、实用，可一看到小儿经络图，头就晕了：那么多的穴位，该按哪一个好？

我把小儿经络分为上、中、下三个区，分别是指头和肩部、胸部、腹部。除此之外就是四肢和背。

中医讲"外感邪气，易伤阳位"，头和肩就是阳位，一般来说，风寒、风热或是暑气都会先袭击人体的头面部和肩部，所以孩子生病了，首先会出现精神不振、神昏、发热、头痛、嗜睡甚至昏迷等症状。头面部、肩部的穴位就专治这些病，伤到哪里治哪里，例如按摩太阳穴可以清热、明目、止痛。按摩眉心、攒竹穴等可以解表、治外感、祛风通窍、安神醒脑。

中就是指胸区，如果孩子出现了咳嗽、喘或胸闷等症状，那他不是病在肺，就是病在心。心、肺都分布在胸部，您直接去胸部找能治疗这些病的穴位就可以，例如揉膻中穴可以化痰、治咳嗽，按乳根穴可治胸痛、咳喘等。

下就是指腹部，腹部可以说是治疗孩子脾胃和肠道病的专用区，比如肚子痛、便秘、腹泻、伤食等，都很容易在这里找到相应的治疗穴位。肚脐及其上面的中脘穴、旁边的天枢穴都能治疗这些症状。找起来虽容易，但关键是如何去按或揉，一定要分清是补是泻。

除了上面三个区，再就是四肢和后背。和孩子接触的时候，我都会习惯性地先拉一拉孩子的小手，这样比较容易被孩子接受。其实，给孩子治病的时候，最不可忽视、最实用的也就是孩子的手，因为小小的手指上有"五脏"和"六腑"，从大拇指到小指，依次对应脾、肝、心、肺、肾。

您如果觉得孩子的哪个脏器虚，想给他吃点补药，那就按按孩子相应的手指。如果孩子出现了心火、脾旺、肺实、痰多等症状，您也可以按按孩子的手指来解决，区别只是按手指时，手法是从里向外，还是由外向里。

不光是手，通过背，您也能给孩子治病。背上有肺俞、脾俞和肾俞，分别能治肺经、脾经、肾经上的不同病症，而最好的方法就是捏脊。说到捏脊，好多家长都不陌生，因为它可以调阴阳、理气血、和脏腑、通经络，从而强健身体。

至于腿上的穴位，也是一样的道理。箕门穴离下阴近，可利小便；膝眼、前承山、解溪、大敦、委中、仆参、昆仑等穴位主要对治疗下肢行走不利、疼痛、惊风等症有帮助；足三里可以健脾、调中、和胃；三阴交穴通三焦，通水道，能利小便；脚掌上的涌泉穴能滋阴、退热，还能起到补肾的作用。

给孩子按摩的时候，您要注意，因为孩子的皮肤比较嫩，为了避免伤到他的皮肤，可以先在孩子的身上涂一层爽身粉或医用的滑石粉（医用的凡士林、麻油、鸡蛋清等也可以），能起到润滑的作用。

另外，因为孩子的皮肤嫩，药性更易渗透皮下，深入经络，治病效果更加明显。比如，在孩子的皮肤上涂辛凉解表的薄荷水，就能很快给孩子清暑热；又如冬季给孩子涂葱汁、姜汁，风寒就很容易散了。

做父母的只要掌握了小儿经络的这些基本常识，一般来说，孩子的小病小灾很快就能得到解决，根本没必要总去医院。

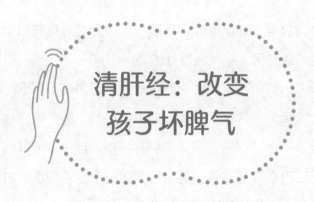

清肝经：改变孩子坏脾气

我家楼下有一个 4 岁大的小女孩，脾气很大，谁也不敢惹她，稍有不顺心就哭，一哭就没完没了。她甚至和别的小朋友都玩不到一块儿，在别人眼里，她就是那种最不听话、最难缠的孩子。

说起管教孩子，这个小女孩的家长真是感慨万分，他们想尽了办法，也看了好多育儿书，甚至还带着孩子去看了心理医生，都没有效果。

其实，这就是典型的"肝常有余"，也就是肝疏泄太过造成的。我们评价成人时，都是用肝气来判断一个人的脾气的好坏，脾气大就说明这个人的自控能力太差。这个孩子肝常有余，所以脾气尤其大。

清肝经就是治疗孩子这种毛病的一个好办法，同时还可以掐小天心，揉小天心。另外，我发现这孩子的脾胃不太好，所以我又让家长给孩子每天补脾经。

孩子的妈妈是个很细心的人，她每天晚上边给孩子讲故事，边抓着孩子的小手做经络按摩。她说，刚开始按的时候还不熟练，不

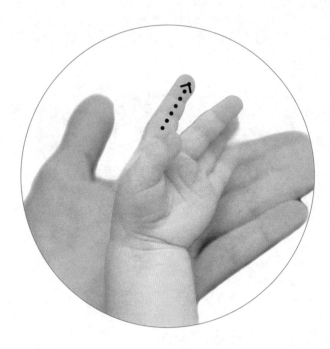

清肝经

方法　家长用拇指从孩
　　　子的食指指根向
　　　指尖的方向推。

时间　清 500 次。

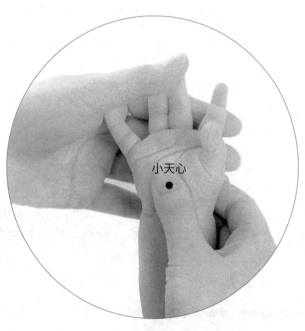

小天心

掐揉小天心

方法　小天心在手掌根部中间
　　　的凹陷处，家长可以一
　　　只手托住孩子的手掌，
　　　用另一只手掐压、按揉。

时间　掐 5 次，揉 300 次。

补脾经

方法 家长一只手握住孩子
的拇指，另一只手用
拇指指尖从宝宝拇指
桡侧缘，由指尖向指
根方向直推。

时间 300 次。

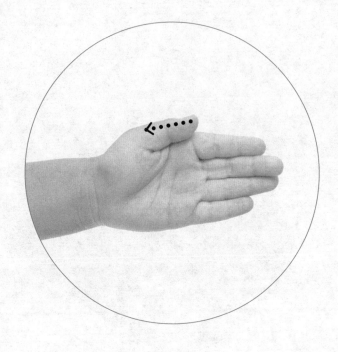

清天河水

方法 家长一只手握住孩子的左手，另一只手的食、中两指
指面，从腕横纹推到肘横纹，自下向上做直推。

时间 300 次。

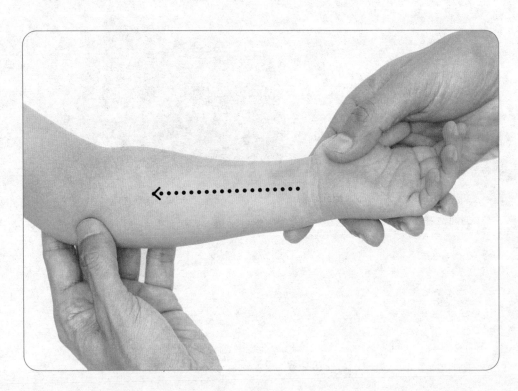

是用力太大，就是用力太小，孩子不太适应，按了十几天后，孩子就适应了。

后来，每天吃完饭，孩子就乖乖地躺在床上，等着妈妈来给她按摩。有一天，孩子的妈妈下班了，看见她正和别的小朋友玩跳绳，感到特别意外，因为这在以前是从来没有过的事。

其实，清肝经不但能让调皮的孩子听话，还能治疗孩子因高热引起的惊厥和抽搐。您如果经常给孩子清肝经，遇到这种情况时就不会再束手无策了。

很多孩子高热的时候可能会出现惊厥、抽搐的情况，有的甚至两眼一翻，双腿一抽就晕过去了，很多家长碰到这种情况就特别害怕。我就碰到过这样的一个例子，当时，我先掐孩子的人中，不一会儿，孩子就慢慢地醒过来了。然后，我给孩子清肝经300次，再掐山根穴5次（此穴不能用推法），接着，我给孩子清天河水帮助他退热。在清天河水的时候，您可以先放些介质在天河水处，如纯净水、薄荷水等。每推十几次就滴上两滴，这样可以起到辛凉开窍的作用。

另外，清肝经还能治疗孩子的小腿肚抽筋。对于抽搐，西医讲是因为缺钙，而中医的诊断是肝风内动、筋脉拘挛。不管是什么原因引起的，您只要给孩子清肝经50次，加按揉膝眼和三阴交，就能解决孩子的腿抽筋问题。

有人说抽筋是虚的表现，应该补才对，怎么都是清呢？《推拿三字经》中说："小婴儿，肝风张，清则补，自无恙。"孩子肝常有余，清有余就是在补肝。

在治肝常有余的时候，清肝经是主要的方法，而按揉脾俞、山根、天河水、膝眼、三阴交等穴位都是辅助方法。这就是医生给孩子开的一个完整的儿科处方，学会了它，您在治疗孩子因肝有余引起的各种毛病时，就会觉得心有余力也足。

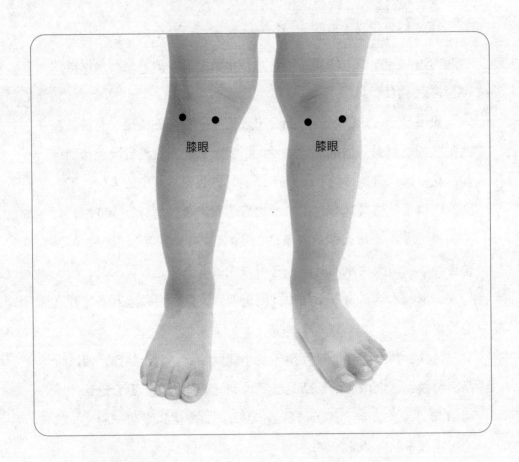

膝眼　　　　膝眼

按揉膝眼

方法　家长一只手握住孩子的腿，另一只手用按揉膝盖两旁的凹陷处。

时间　按20次，揉100次。

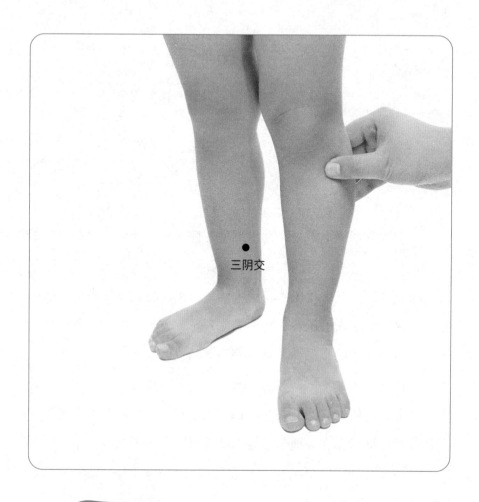

三阴交

按揉三阴交

方法 在内踝尖上直上 3 寸，大约 4 指宽，进行按压时有一骨头
为胫骨，三阴交穴就位于胫骨后缘，靠近骨边凹陷处。家
长一只手握住孩子的腿，用另一只手按、揉。

时间 按 5 次，揉 30 次。

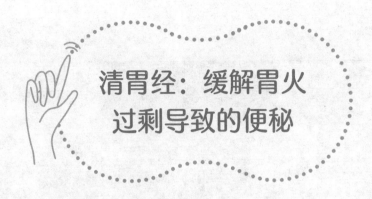

清胃经：缓解胃火过剩导致的便秘

大多数孩子刚生下来时会出现生理性黄疸，医生一般都说不要紧，过几天就退了。可有的家长看到孩子的黄疸十几天了也没退下去，很是着急，又来找医生。医生说是脾黄，给孩子用点助消化的药就会好。结果吃了几天，效果还是不行。这是怎么回事呢？

脾黄是孩子的脾经湿热熏蒸而引起的皮肤发黄，也是因为新生儿脾胃初开、湿气不化造成的，所以，家长可以给孩子推脾经，脾健，黄自退。新生儿的拳头一般都是紧紧攥着、张不开的，唯有脾经所在的大拇指露在外面。您给他推脾经退黄疸的时候，手法一定要轻，力度像我们平时挠痒痒那样就够了。孩子侧卧着睡的时候，家长还可以揉他背上的脾俞穴。

用补脾经（足月的孩子每天一次，每次推200下。早产儿或不足3000克重的新生儿来说，每次推100下就足够了）和揉脾俞的方法来治疗新生儿黄疸，十几天就能见效，而且方法十分简单。

小儿阶段是孩子长得最快，也是对营养需求最高的时候。但是小儿脾常不足，消化和吸收功能不完善，最容易伤食，出现腹泻和营养不良的情况。因此，给1岁以前的孩子补脾经绝对是每位父母的必修课，您最好每天都给孩子推100次脾经，防患于未然。

脾虚经常会导致腹泻，而腹泻是病在腹，所以在补脾的同时，您还应帮孩子保养腹部。怎么保养呢？推腹和摩腹。

揉脾俞

方法 脾俞穴在第11胸椎棘突下，旁开1.5寸处。您可以让孩子趴在自己的腿上，用手掌的大鱼际，用像抓痒痒那样的力度，在这个位置按顺时针方向揉。

时间 50次。

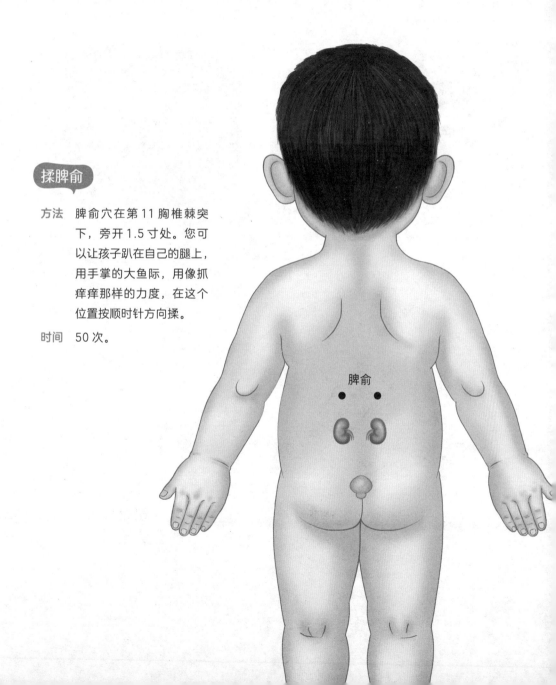

脾俞

摩腹时，按逆时针方向摩有止泻的作用，按顺时针方向摩是消食导滞、通便，能治便秘、消腹胀。

其实，经过孩子拇指的不光有脾经，还有胃经。当孩子出现伤食、呕吐、恶心的时候，病在胃，所以您一定要给孩子清胃经，这

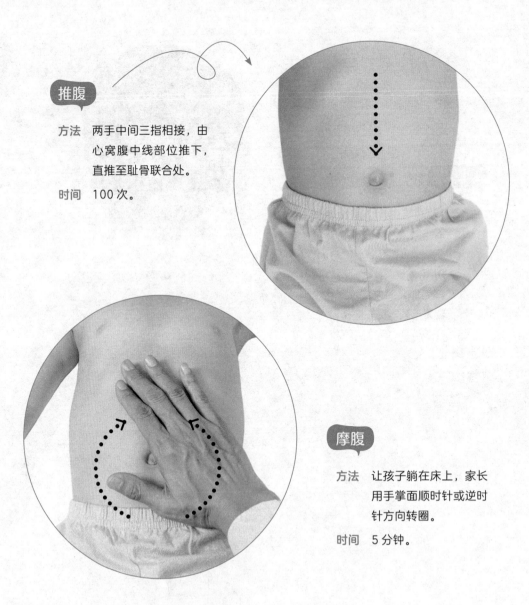

推腹

方法　两手中间三指相接，由心窝腹中线部位推下，直推至耻骨联合处。

时间　100次。

摩腹

方法　让孩子躺在床上，家长用手掌面顺时针或逆时针方向转圈。

时间　5分钟。

样能让胃气下降，从而达到消除恶心、呕吐的作用。

另外，清胃经还能除烦止渴，常用于治疗肥胖儿因胃火过盛引起的便秘、牙龈肿痛等。有清就有补，对平时就瘦小、消化不良、食欲不振、脾胃虚弱的孩子来说，您也可以用补胃法。

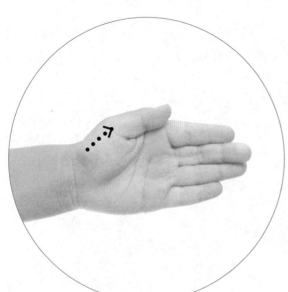

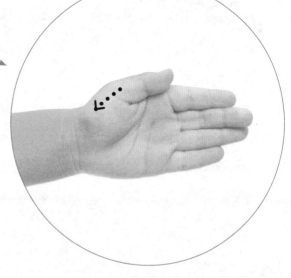

清胃经

方法 家长可以用一只手固定孩子的左手，用另一只手拇指指腹自孩子的掌根桡侧缘大鱼际处向拇指指根方向直推。

时间 每天100次。

补胃经

方法 家长可以用一只手固定孩子的左手，用另一只手拇指指腹自孩子的拇指指根向掌根桡侧缘大鱼际处方向直推。

时间 3岁以下的孩子每天推100次，3岁以上的可以推到300次。

医生开方的时候总爱开一味药，那就是甘草，目的是调和诸药。按摩也是一样，通过补孩子的脾经来治脾病的同时，您在最后一定要记得按揉孩子的足三里穴，以调和诸穴，能起到调中理气、通络导滞、健脾和胃的功效。

给孩子治脾虚的这一套方法也分君臣佐使，补脾经为"君"，揉脾俞和清胃经为"臣"，摩腹为"佐"，揉足三里为"使"，这就是我为解决孩子脾病而开出的经验方、有效方。

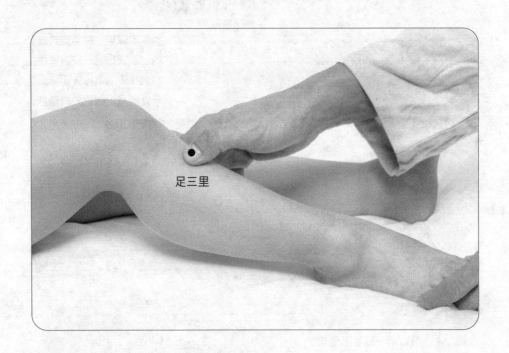

足三里

按揉足三里

方法 将孩子的4个手指（2～5指）放在膝盖外边圆形凹陷处，第5指下面就是足三里穴。家长可以用一只手固定孩子的腿部，另一只手用大拇指轻轻按揉。

时间 50~100次。

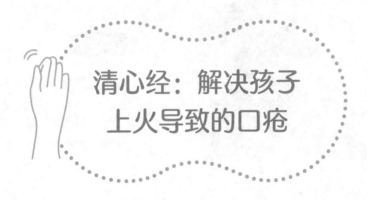

清心经：解决孩子上火导致的口疮

中指指尖的螺纹面就是心经。五指并拢就像燃烧的火苗，中指的火烧得最高、最旺，这也就好像是心火上炎。

口疮是孩子的常见病。西医说这是缺乏维生素引起的，多吃青菜就可以。这话没错，但这种方法只能管一时，最好的办法就是在补充维生素的同时，给孩子按摩经络。这样，您很快就会发现，原来准备打的"持久战"马上有了分晓。

孩子长口疮之前会小便发黄，这是心火旺的征兆，也是中医所说的"心有余"。把有余的这部分火泻到小肠，心火就会变成黄色的尿排出体外。中医治病讲究循根求源，所以清心经火就是治疗小儿口疮、泻心火有余的关键。

这样一来，心火就泻到了小肠里，所以您做完这个动作后别忘了也帮孩子清清小肠火。

往反方向推就是补小肠经。当您看到孩子小便发黄的时候，就应该清小肠经；看到小便清长的时候，就应该补小肠经。

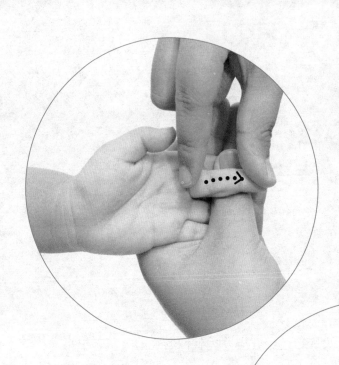

清心经

方法　家长一只手握住孩子
　　　的手，另一只手由中
　　　指指根向指尖方向推。

时间　300 次。

清小肠经

方法　家长一只手握住孩子的
　　　手，另一只手用拇指从
　　　孩子小指的尺侧边缘从
　　　指根向指尖方向推。

时间　300 次。

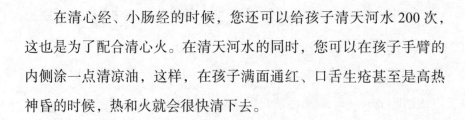

　　在清心经、小肠经的时候，您还可以给孩子清天河水 200 次，
这也是为了配合清心火。在清天河水的同时，您可以在孩子手臂的
内侧涂一点清凉油，这样，在孩子满面通红、口舌生疮甚至是高热
神昏的时候，热和火就会很快清下去。

我曾经碰到过这么一个例子：一个总是长口疮的孩子，家长给他吃了几个月的维生素，口疮还是反反复复，但她坚持给孩子清心经、小肠经后，一个星期不到，孩子的口疮就痊愈了，而且再也没有犯过。

还有一个四五岁的小女孩，突然间就解不了小便，总是蹲在地上，尿就像没拧紧的水龙头一样往下滴。妈妈给孩子吃了好几天的头孢都不管用，看着孩子被尿憋得难受，她也特别着急，想找个偏方给孩子利尿通淋。

其实，这也是心火下移至小肠引起的。我看了看孩子，舌尖红得跟草莓一般，还紧皱眉头、心烦不安，这些都是心火旺的表现。我让家长回家后给孩子清心经300次，清小肠经200次。又因为孩子的尿闭在了丹田下的膀胱里，所以我又让她用轻盈的手法给孩子揉摩丹田。另外，摩丹田的时候加四五滴清凉通窍的薄荷水。

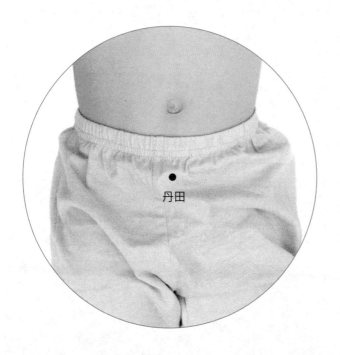

丹田

揉摩丹田

方法 将两手掌擦摩生热放在肚脐下3寸丹田处，用手掌摩擦，按揉。

时间 摩擦5分钟，按揉100次。

第二天，那位家长就打来电话说："只推了五六次，孩子的小便就顺畅了！谢谢你，李医生！"

如果孩子小便发黄，舌尖有点红，眼角充血，还心烦，睡不安稳，那就是心火有余或过盛的表现，是要发病的前兆。为了避免孩子口舌生疮或者小便热淋，您这个时候就应该及时给孩子清心经、泻小肠火，以免心火积在孩子身体里过久而导致生病。

另外，也有极少数心气虚、气血不足的孩子，晚上睡觉的时候，眼睛是半睁半闭的，一副似睡非睡的样子。这样的孩子也会心烦不眠，但他的舌尖不会像草莓那样通红，而是淡白色，血色少。

虚就应该补，向与清心经相反的方向推中指就是补心经，也是推 300 次。另外，您还要给孩子补小肠经，也就是向跟清小肠经相反的方向推 200 次。这样推一段时间后，孩子的小便就不会像原来那样清长、频繁了，睡觉也变得安稳了。这个时候您如果留意，还会发现孩子的舌尖也慢慢地红润起来了。

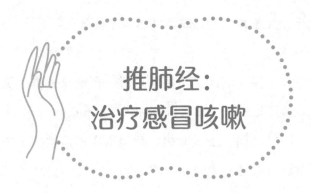

推肺经：
治疗感冒咳嗽

对 5 岁以下的孩子来说，小儿推拿的效果最好，因为孩子在这个阶段肺常虚，易患感冒、发热及咳嗽引起的上呼吸道感染，这也是诸多家长最头痛的问题。

有一个叫子涵的小朋友，4 岁，经常患伤风感冒，是医院里的常客。每个月都得上医院好几次，他的妈妈已经是万分小心了，可还是避免不了。医生经常给孩子开消炎药，时间久了，他的妈妈都把那些消炎药的名字记下来了，孩子一感冒、咳嗽就拿出来给他吃，一般都能见效。但这次给孩子用了好些方法后都不见效果，她这才来向我求助。

孩子脸色恍白，白是肺色，这说明孩子肺气虚。估计是因为孩子容易感冒，所以他妈妈给他穿得很厚。我把手探到孩子的背部，感觉到他背里总是在出汗，很潮湿。中医认为："汗出，则肺虚，邪易乘虚而入。"我告诉子涵的妈妈，不要给孩子穿这么厚的衣服。

除此之外，我还教他的妈妈如何给孩子补肺气：

补肺经 500 次。另外，我又让她找到肺气所聚集的膻中穴，并用中指指肚帮孩子揉 100 次，来宽胸理气，再给孩子推三关 200 次以补虚，最后按揉足三里 100 次以调和这些穴位。

每天晚上睡觉之前，子涵的妈妈都很负责任地给孩子依次按上一遍。说真的，在这方面我还得向她多多请教，因为她按得多了，比我还有经验。她不但知道怎样给孩子按肺经补肺气，还知道怎么根据孩子的症状来治。

比如说，她看到孩子流清鼻涕，就知道是伤寒感冒了，所以在给孩子补肺经、揉膻中穴的时候，她会滴上一两滴葱汁或姜汁，这

揉膻中

方法 膻中穴在胸部前正中线上，两乳头连线的中点。您可以面对孩子，用中指指肚帮孩子按揉此穴。

时间 揉 100 次。

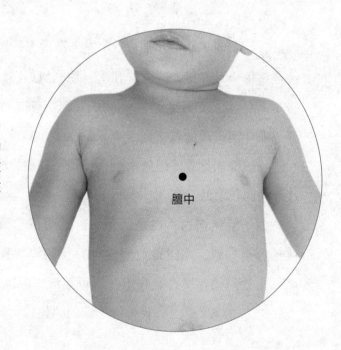

膻中

方法 一只手固定住孩子的胳膊，另一只手食、中两指并拢，从孩子腕横纹桡侧向上直推到肘横纹就是推三关。

时间 200 次。

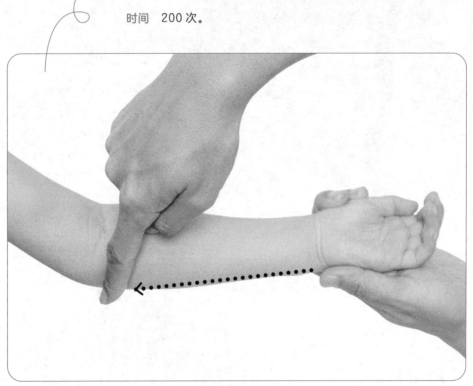

样就能通过葱或姜的药性来温散肺里的风寒。当她看到孩子鼻子干燥甚至出血的时候，断定是肺热导致的，就给孩子从无名指的指根向指尖的方向推 200 次，以清肺经。又因为孩子肺常虚，所以清的同时一定要补，清完肺经之后还得补 300 次，这也是子涵妈妈的心得。

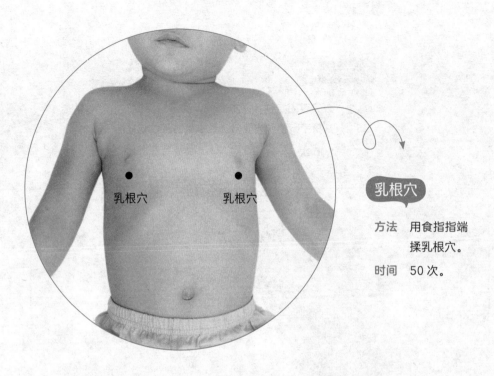

乳根穴

方法　用食指指端
　　　揉乳根穴。

时间　50 次。

搓摩胁肋

方法　家长用两掌由上
　　　向下快速搓摩两
　　　腋下至天枢穴处。

时间　100 次。

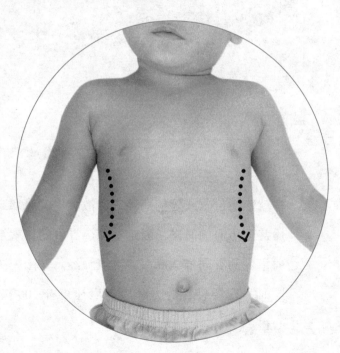

在给孩子补肺气的时候，如果孩子咳嗽生痰了，您还得再配上专门给孩子祛痰的穴——乳根穴、搓摩胁肋。

这些都能起到降肺气、化痰止咳的作用。

有的家长说，孩子痰多，吃了好多祛痰的药也没有效果。结果我一问，孩子吃饭时胃口很差。我一看孩子的舌苔，又湿又厚，显然是脾湿生痰造成的，所以在补肺经祛痰的同时，您一定不要忘了揉后背的脾俞100次，这样就能从根源上健脾、化湿、祛痰，不但痰去咳止，孩子的食欲也会一天天地好起来。

咳难治，喘更顽固，喘是严重地伤了肺气导致的。怎么办呢？补肺经是主要的，定喘倒在其次。按揉天突穴30次，再揉背部的肺俞100次，就能有效地给孩子止咳定喘。

这个例子就告诉家长们，孩子患呼吸道感染时，不要过于依赖那些副作用大的抗生素，而要抽点时间来给孩子做做经络按摩。如果您坚持每天给孩子按按这些穴位，肺咳和肺喘也就不再是孩子的慢性病、难治病和多发病了。

3

孩子
脾胃好，
身体少生病

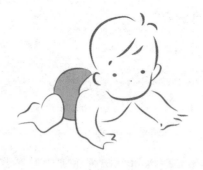

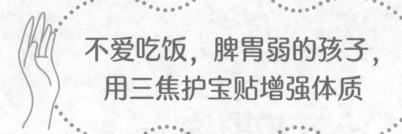

不爱吃饭，脾胃弱的孩子，
用三焦护宝贴增强体质

很多父母都用过"宝宝一贴灵"，贴在孩子的肚脐上就能达到治病的效果，而肚脐就是中医所说的神阙穴。药性通过穴位渗透到孩子的体内，就能调理他的肠胃，效果很好。

在这里，我要给您介绍一个更好的增强孩子体质的方法。同样是贴在肚脐上的药，不同的成分、不同的制作方法，就能让孩子强身健体，吃得好、睡得香，而且还能排毒祛邪，所以这个方法更适合那些工作比较忙、抽不出时间来照顾孩子的父母，这就是育儿贴，既简单又有神奇的效果。

在制作时，刚开始可能不太好拌，拌到差不多均匀的时候，您就把半成品的黑药膏放进一次性袋子里，然后用手隔着袋子揉捏，这样既能很快地调匀，又不会让药物沾到手上。

家长再用手把药膏捏成1厘米厚、硬币大小的饼状，贴于孩子的肚脐上，外面盖一层纱布，用胶布固定。孩子的皮肤嫩，贴的时候，您要用防过敏的一次性纸胶布。皮肤较敏感的孩子就用外科

三焦护宝贴	**配方** 炒神曲、炒山楂、炒麦芽各10克，医用的凡士林六七克，1克人工牛黄。
	用法 焦三仙加工成粉，加入人工牛黄，拌匀后分成3份，取1份放在1个干净的玻璃杯里，其他2份收好备用。再把医用的凡士林和焦三仙用铁勺（或一次性压舌板）一起拌匀。每次贴1天，隔天换1次，连续用四五天或一周。

包外伤用的一次性头套固定，套在孩子的肚子上，这样不容易掉下来，孩子也不会因使用胶布而过敏。

刚开始，一些体质较弱的孩子会出现轻微腹泻，这时减少牛黄的用量（比如说一半）就可以了。对于较胖、容易上火又经常便秘的孩子，家长可以加大牛黄的用量，最高可以加到2克，多了反而有害无益。

体质不太好、脾胃比较弱的孩子不爱吃饭，贴敷四五天后，他们的胃口就会逐步改善。您如果注意观察，就会发现孩子的舌苔由原来的无苔或厚苔逐渐变成了薄白苔，这就说明他的胃气在一天天地恢复，脾湿在一天天地祛除，孩子的胃口当然也会越来越好。

有的孩子容易上火、牙龈肿痛，每个月给孩子贴敷几天，他很快就会好了，而且还不容易复发。还有的孩子容易鼻出血、眼睛得睑腺炎，或者患眼结膜炎，贴了几次育儿贴，病也很快就好了。同样，孩子口臭、精神不振等小毛病，用育儿贴后效果也很好。

孩子吃饭香，全是焦三仙的功劳，因为经过炒制的焦三仙性温，贴在孩子的肚脐上可以护脐、健脾，还能免受风、寒、湿的侵扰；牛黄则是为了开"脐窍"，清除脏腑里面的热气，祛除孩子体内的邪毒。

其实，肚脐不单是中医讲的神阙穴，它也被称作体表的一窍，内通脏腑，所以药效更能通过这里到达五脏六腑。

最后，我要叮嘱家长一句：贴完后，您擦拭孩子肚脐里残留的药物时要用温水，水不能过烫，以免伤到孩子的皮肤。更不能用凉水，孩子本来就脐虚，寒气等外邪最容易通过这里乘虚入腹，引起腹痛、腹泻，所以这方面要多加注意。

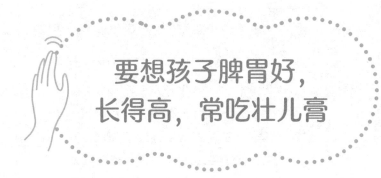

要想孩子脾胃好，长得高，常吃壮儿膏

经常有家长来我这里买七珍丹和肥儿丸之类的药，说是为了让孩子长高，身体强壮一些，不生病。结果孩子肉没见长多少，还腹泻不止，病也没少生。

我可以理解家长们的这种心情，但不了解孩子的体质就滥用药，这种做法我是不支持的。孩子的体质异于成年人，中医有句话叫"阳常有余，阴常不足"，这说的就是孩子体质的特殊性。所以，家长不能给孩子滥通，也不能滥补，补多了，孩子吸收不了；通多了，又会伤到孩子的身体。

这时候怎么办呢？我给您介绍一个既能补孩子的稚脾，又能强孩子的嫩肺，还可以让孩子长得高的方法——壮儿膏，它适合大多数孩子的体质，孩子吃了，有病治病，无病强身。

选山药的时候，您不要选太粗的，太粗的说明施肥过多，生长期短，药用价值反而不高。但也不要选太细的，最好是比大拇指略粗一点的。

壮儿膏	配方	山药500克，桂圆500克，3个新鲜的山楂，冰糖粉50克。
	用法	新鲜的山药，洗净后去皮。龙眼肉去皮取核。新鲜的山楂，洗净，晾干后去核。把山药、龙眼肉、山楂放在榨汁机里打成汁后，加入研碎的冰糖粉，拌匀，放在微波炉里隔水蒸1小时，这样，壮儿膏就做成了。学龄前的孩子每次吃2勺，每天3次。学龄期的孩子一次吃多一点，每个月吃5天就行。

由于山药含有淀粉，制成的壮儿膏就像孩子们爱吃的果冻，口感很好，还有点甜，孩子们都喜欢吃。

有一次，一位妈妈带着4岁的孩子来找我。她说，孩子其实没什么大毛病，就是手脚冰凉，每天晚上睡觉之前，她都要帮孩子暖半天手脚，他才睡得着，让我给治一治，我当时就给她介绍了这个方法。

她给孩子做了两三次壮儿膏，也就两三个月的时间，孩子手脚冰凉的毛病就改善了很多，现在根本就没必要在睡前给孩子捂手脚了。而且，现在孩子消化也好多了，原来晚上睡不踏实，爱惊觉，现在晚上除了解一次小便外，一觉睡到大天亮，连学校的老师都反映说，这孩子最近注意力集中多了，人也活泼了好多。

她看着孩子红扑扑的小脸蛋，感慨地说了一句："这哪是山药，简直就是人参。"其实，她说得一点也不错，在河南焦作境内产的"怀山药"就有"怀参"之说。

对孩子来说，参类或者阿胶等补益药是不能轻易用的，否则很容易就会上火，先是小便发黄，然后就会长口疮、扁桃体发炎。

山药性温，味甘、平，能归肺、脾、肾三经，所以既能强健孩子的稚脾，又能入肺经来强壮他的嫩肺，还能入肾经来培补孩子的先天之本，可谓一举三得。

而龙眼肉能补血，在孩子生长发育的时候，血是根本中的根本，没有血，身体又怎么会健康？另外，龙眼肉能入心脾，起到宁心安神的作用，所以孩子吃了能睡得甜、吃得香。用山楂则是为了给孩子消食，通肠胃。

除此之外，家长还可以用壮儿膏来治孩子咳嗽痰多的毛病，或者一些呼吸道感染方面的疾病。不过，每次在服用壮儿膏的时候，您如果再给孩子用半杯水冲服一支鲜竹沥口服液，效果会更好。

临床上，我常用壮儿膏来调理孩子的稚脾和嫩肺，其实就是通过强阴来调理孩子的"阴常不足，阳常有余"，使孩子的阴阳平衡，这也正是中医所说的"阴平阳秘，精神乃至"。只有阴阳平衡了，孩子才能身强体壮。

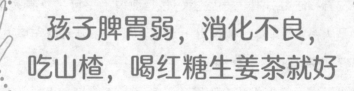

孩子脾胃弱，消化不良，吃山楂，喝红糖生姜茶就好

记得有一次，我看到一个小孩子吵着要吃冰糕，妈妈不给他买，两个人讨价还价了半天，最后达成协议：买可以，但只许吃一口。于是，孩子的妈妈到隔壁的超市里买了一根冰糕，孩子只吃了一口，剩下的部分全由妈妈"代劳"了。

这件小事给我的印象很深，你也许会说，这当妈的怎么跟后妈似的，对孩子这么刻薄？其实，这不是刻薄，这是当妈的学问。

有一个孩子因为积食来看病。孩子爱吃肉食，也爱吃冰糕，经常吃完饭后吃冰糕。一开始他只是消化不良，轻微肚子痛，孩子的妈妈给他用宝宝一贴灵，每次贴贴肚脐就好了。可时间久了，贴也不管事，孩子的肚子痛加重了，饭量也每况愈下。我一摸孩子的肚子，他就痛得想哭。我在摸到他的肚脐周围的硬块的时候，他痛得更厉害了。而且在离孩子一尺多远时，我就能闻到孩子嘴里有很重的口气，不是没有刷牙的那种口臭，而是食物没有消化的那种酸腐气味。

如果孩子只是消化不良，一般是闻不到这种气味的，只有食物淤积在肚子里不消化的时候才有这种味道。其实，消化不良还算轻的，肚子里有了积食就是病重的表现。因为消化不良的时候，食物只是肠道的"过客"，而积食却是食物把孩子的肚子当成"旅馆"，准备长住了。

无论是消化不良，还是积食，都是不良的饮食习惯造成的。肉类食物本来就不容易消化，吃完肉接着吃冰糕，肉夹着寒凉凝结在胃肠里更不易消化。我没给孩子开药，但告诉孩子的妈妈，"冰糕不能再给孩子吃了，他要是实在吵得慌，那就只许吃一口"。

然后，让孩子每天早晨吃一颗新鲜的山楂。结果，孩子吃了不到一个星期，肚子就不痛了，嘴里的口气也消了。

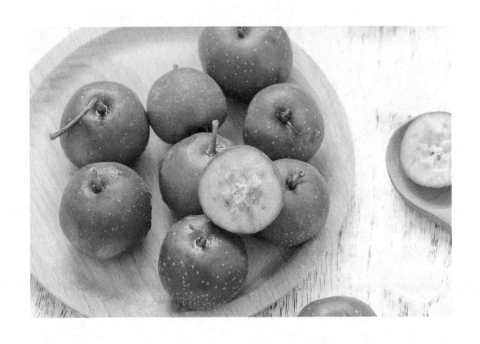

中医以山楂为药，自有妙用。中医典籍里记载说："山楂能化肉积，凡多年母猪肉之不烂，但入山楂一撮，登时皮肉即糜。"所以说山楂不但能健胃消食，更擅长消肉积。新鲜的山楂去掉核，净量也有 4～5 克，药性远胜于加工干燥后的中药，所以对孩子来说，一颗足矣。

如果有的孩子觉得山楂酸，家长可以去核后捣碎放到早上熬的粥里，每天一颗就够了，最多吃一个星期。病愈后就不要再吃了，因为从药的角度来说，山楂也是消导之剂，有积的时候才能吃，吃过了会导致孩子大便稀，反而对胃肠不利。

其实食积也分实证、虚证。实证有两种，一种是因爱吃鸡、鸭、鱼、肉而患的肉积，还有一种是因爱吃瓜果、蔬菜、冷饮之类而患的冷积。这两种积都来得急、去得易，稍用点消积导食的药或食品就能好。孩子肉积用山楂除，冷积可以喝红糖生姜茶，喝两次就会好。

红糖生姜茶

配方　红糖，生姜。

用法　一小块生姜剁碎了，放半杯水煮开，加上一勺红糖。

有的孩子肚子里有积，却和上面的情况正好相反。孩子肚子痛的时候，家长用手去按一按、揉一揉，这样会好受点，这就是虚证。这样的孩子吃饭不香，大便稀，上厕所的次数也多，是因为孩子的脾胃虚了，不能升清。吃的东西没有完全经过脾的消化和吸收，导致大便里还有一些没有消化的食物，所以肚子里容易有积。这种情况光导积是不行的，虚在脾上就要补脾。

补脾的办法有很多，有的家长会去买些肥儿丸之类的所谓的补品给孩子吃，可能会有些效果，但见效很慢。孩子的脾和胃是慢慢养起来的，再加上孩子的脾胃本来就弱，不能很好地消化硬的食物，所以给孩子补脾胃最好的办法就是给孩子吃一些稀的、软的食物，比如家长可以每天早晚给孩子各喝一次小米粥。如果孩子又黄又瘦，您还可以在粥里加两三个大枣，帮孩子生气血。

有的父母一时心血来潮便给孩子连着喝几天的粥，见没什么明显的起色就放弃了，这完全是错误的。给孩子补脾胃是一场"持久战"，它不像感冒发热那样，让孩子吃点退热药、发发汗就能立即起效。但是您只要坚持了，就会发现，不知不觉中，孩子的小脸一天比一天红润。

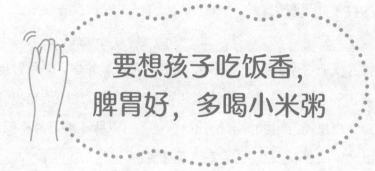

要想孩子吃饭香，脾胃好，多喝小米粥

孩子最管不住的就是自己的小嘴，常常会嘴巴痛快了，却苦了胃，导致消化不良，所以厌食的孩子很普遍。

有一位妈妈带着2岁多的孩子来我这里看病。妈妈说，这孩子爱喝可乐，爱吃泡面、小食品之类的东西。因为总吃这些东西，他现在都不爱吃饭了，饭量明显减少，好像什么菜都不合他的胃口，挑挑拣拣的，吃完东西犯恶心不说，还总说肚子胀。

别的医生和专家也给他看过了，说孩子患了厌食症，但是治疗了也没见好。

厌食，不吃饭，毛病无疑在脾胃。《灵枢·脉度》里说："脾气通于口，脾和则口能知五谷矣。""脾和"就是指消化功能好。

我让孩子吐出舌头一看——舌苔特别厚，这就说明他脾气虚，湿气重胃口不好。

我又看了看孩子的病历本，里面有好多专家开的健脾胃的方子。

我问这位家长有没有给孩子煎过药喝，她说："药我煎了不少，可中药太苦，孩子喝一两口就吐了。"

　　我没有给孩子开中药成方，只告诉家长，可乐可以喝，但每次只能喝一口，而且有个条件——喝一口可乐就必须喝两勺小米粥，不要熬得太稠。熬粥的时候放入山药和茯苓各 10 克，掌握一下水和米的量，熬出来正好是两小碗。

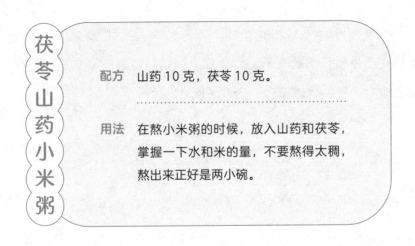

茯苓山药小米粥

配方　山药 10 克，茯苓 10 克。

用法　在熬小米粥的时候，放入山药和茯苓，
　　　掌握一下水和米的量，不要熬得太稠，
　　　熬出来正好是两小碗。

　　两个多月过去了，这位妈妈又带着孩子来找我。她说："一开始孩子喝一口可乐喝一口粥，慢慢地发展到喝一口可乐喝一碗粥，现在孩子一顿饭就喝两小碗粥，饮料也不怎么喝了。而且孩子也不挑食了，还长了几斤肉呢。"

　　这就是中医所说的"胃以喜为补"，孩子喜欢喝可乐，我就用可乐做诱饵让他开胃，胃口开了，再用粥去养。很多煎出来的汤药效果确实好，但良药苦口，孩子难以接受。家长如果在粥里面放些山药和茯苓，不但不会像中药那样苦得难以下咽，反而还有点甜味。

《本草纲目》里说山药"健脾气，益肾气，润皮毛。"它是一味补药，性平和，味甘甜，补而不腻。虽然有好多补药是孩子不能吃的，但山药可以。而茯苓在健脾胃的同时，还能助脾化湿。如果您经常给孩子喝这味粥，用不了一个月，孩子舌头上的厚苔就会消失。

中医有句话叫："乳贵有时，食贵有节。"意思就是说，不管是婴幼儿还是哺乳期的孩子，饮食都应该定时定量。要知道，越强迫孩子进食，孩子就越偏食、挑食、厌食。

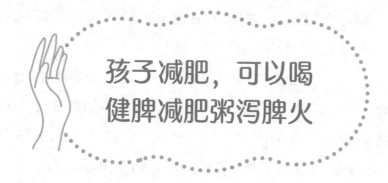

孩子减肥，可以喝健脾减肥粥泻脾火

有的家长看着自己的孩子长得胖嘟嘟的，感觉很欣慰。其实，孩子肥胖不是福，而是病，确切地说，是脾不好。所以，把孩子的脾养好了就能从根本上防治肥胖。

有一个叫龙龙的小男孩才 6 岁，但发胖已经两年了。他的妈妈说，在孩子发胖的这两年里，他总爱吃肉，吃得还多。当妈的眼看着孩子像吹气球似的胖了起来，体重一下子增加到了 40 多千克，心里很着急。

从开始发胖起，龙龙就变得很懒，爱睡觉，还经常烦躁、发脾气。他原来每天解一次大便，变胖后，四五天甚至一个星期才解一次大便。孩子什么也不想做，唯一想做的就是吃饭。龙龙的妈妈看在眼里，愁在心里。她也带孩子看过西医，医生建议孩子从吃减肥药和控制饮食入手，再配合一些功能锻炼。

她没敢让孩子吃减肥药，可孩子做功能锻炼也没坚持多久，妈妈只好开始控制孩子的饮食。吃饭的时候，她总说这个不能吃，那个也不能夹，平时还好，有客人在的时候，就感到很伤孩子的自尊心。对孩子的肥胖，她这个做妈妈的很无奈。

我一看孩子的嘴唇红赤、舌苔黄厚，再加上他妈妈说的大便干等症状，就知道孩子是有热证。嘴唇通红是脾火旺的表现，脾火旺就会消谷善饥，所以孩子的胃口特别好，还爱吃肉。龙龙的妈妈说孩子还总是咂嘴，其实这很好理解，因为孩子嘴里腻，而腻是因为脾胃里有湿、有滞，所以说"湿滞和火"就是孩子肥胖的病因，这也可以说是大多数孩子肥胖的病因。因此，祛湿滞、泻脾火就是孩子的减肥良方。

我让龙龙的妈妈教孩子养成喝粥的习惯。

龙龙喝了这个粥后没过多久，大便就正常了。他的妈妈也没有刻意地去节制孩子的饮食，只是在他吃肉的时候会说："多吃点青菜会像小兔子一样强壮，跑得快。"

健脾减肥粥		
	配方	冬瓜（带皮）100 克，薏苡仁 30 克。
	用法	大米粥里面放冬瓜。薏苡仁不容易熬烂，所以要先捣一下，或者泡一泡再放入粥中，这样既容易熬烂，效果又好。每天给孩子喝一次。

另外，龙龙喜欢打篮球，他的爸爸就特意在家附近的体育场办了张年卡，只要有时间，父子俩就去玩上一两个小时。几年下来，龙龙这个小圆气球就被纵向拉长了，肚子没了，个子高了，肥也减了。

时隔 6 年，现在的龙龙已经上初中了。虽说体重还是 40 多千克，个子却长到了一米五。要是不看他小时候的照片，谁会想到龙龙小时候竟是个小胖墩？中医认为，吃下去的东西应该由脾运走。如果舌苔厚腻、湿重，那就是脾最怕的湿来了，脾"生病"了，运不走东西。只吃不化，人自然会肥胖。肥胖的孩子就像一块沼泽地，身上多余的肉就是淤泥。要想沼泽地能行人，首先就要利水，水没了，地干了，淤泥自然会化成硬实的土地。

利水就是祛湿，地干就是健脾。冬瓜性凉，可以泻火，更主要的是，它可以利水，带上冬瓜皮是为了加强利水的功效；薏苡仁既能健脾，又能利水、渗湿，孩子体内多余的脂肪就是通过这道美味的食粥一点点化掉的。

其实减肥有很多种方法，比如中医的针灸、埋线疗法、贴耳穴等，但是这些方法用在还没有发育成熟的孩子身上都是不合适的。您一定要本着"减肥而不腹泻，减食而不厌食，减体重而不减体力"的原则来给孩子减肥。如果强迫性地给孩子减肥，不但会影响到孩子的成长、发育，还会给他的心理造成很大的影响。

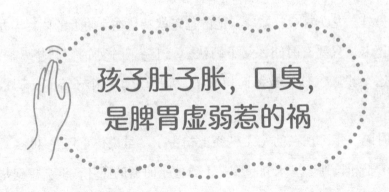

孩子肚子胀，口臭，是脾胃虚弱惹的祸

　　小孩子最不会说谎，生了病更是这样。我一般问孩子："你哪儿难受啊？"孩子虽然不会说，但会指一指肚子，这时，我就明白了。然后，我会说："来，让我看看你的'小西瓜'熟了没有？"接着，我就搓搓手，伸进孩子的衣服里一摸，手指再轻轻一敲，"嘭嘭"地响，这就是肚胀。

　　《幼幼集成》中说："夫胀满者，腹胀气满也。"就是说肚子胀的时候，里面积的全是气。常见的胀气有两种：一种是胀寒气，一种是胀食气。也就是说一种是因着凉引起的，一种是因伤食引起的。孩子着凉了，肚子胀，会拉肚子，您要是趴在孩子的肚子上一听，里面像在打架，"咕噜咕噜"直响。这时，孩子还会肚子痛、怕冷、脸色发白。

　　如果是伤食引起的肚子胀，孩子除了大便酸臭、口气重之外，肚子里很安静，几乎听不到什么声音。这是因为有食积在肚子里不消化，肠道蠕动过慢，有时您还能摸到孩子的肚子里面有块，那就是没消化的食物。

中医讲"寒性凝滞"，意思就是说寒会让肚子里的气凝聚到一起，引起腹胀、疼痛。赶走寒气的办法就是用热法，但只用热也不行，您还得通气。喝碗肉桂牛肉汤就能解决孩子因着凉引起的腹痛。牛肉可以驱寒，而肉桂除了能驱寒之外，还有一个独到的效果，就是味能窜走。肉桂发出的气味就像一个不听话的孩子，在人体内到处窜走，走的同时就能行气，消除胀满。

孩子喝完后，痛快地放了几个屁，打了几个饱嗝，腹胀和寒气就被赶走了。

孩子的脾胃弱，对食物的冷热反应最敏感，吃的食物稍微冷或凉一点，脾胃就会感觉不舒服，其实，这是气不通，也就是气胀。如果孩子症状轻，只是有点厌食，肚子有点胀，消化不好，那就不用做肉桂牛肉汤，我有一个更简单的方法。您在孩子的早餐粥里放

肉桂牛肉汤

配方 肉桂10克。

用法 炖牛肉时放10克左右的肉桂。开锅后再炖30来分钟，出锅的时候再放点盐。在孩子空腹的时候给他喝一碗汤，一天两次。

十几颗捣碎的萝卜籽。萝卜性凉，生吃可以泻火通气，但对孩子来说就不行，因为凉会伤到他的脾胃。而萝卜籽就没有这个弊端，它只是通气不伤脾胃，而且效果很好。

前面说的都是实胀，最难治的还是虚胀，这种胀不是因为吐的时间太长、吃的泻药太多，就是因为长时间积食形成的严重营养不良导致的。

虚胀的孩子，肚子胀得满满的，您一眼看过去，看到的只有肚子，但身体消瘦，精神不振，不管吃不吃东西，肚子都胀，吃什么都没有胃口，对于这种虚胀，问题还是出在脾上，所以健脾才是解决虚胀的根本。

其实，治疗腹胀不是最主要的，预防腹胀才是关键，主要的方法是保护肚脐。孩子的肚脐最弱，为了不让它着凉，古人就发明了护肚脐的小肚兜，平时，家长也可以给孩子穿一件。另外，孩子躺在婴儿床上的时候，室内温度相对恒定，别的地方露着不要紧，但肚脐处一定要用一张小毯子盖住，或者用薄单子在肚子上绕两圈，这样，孩子的肚脐才不会着凉。肚脐一着凉，孩子就会腹泻、肚胀、消化不良，还容易形成食积。

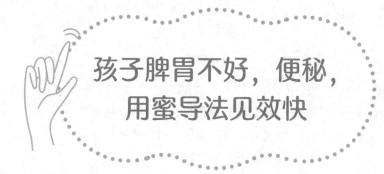

孩子脾胃不好，便秘，用蜜导法见效快

几年前，我同学的妻子刚生了一个女儿，男方的父母有点重男轻女，为此她总是生气。一生气，奶水就少，根本就不够孩子吃的，她只好给孩子添加奶粉。也不知道是因为奶粉添加过多、过早，还是因为自己总生气，两三个月大的孩子就开始大便干。

孩子解大便的时候，攥着两个小拳头使劲拉，费了半天劲，解下来的就像一粒粒羊粪似的小球。当妈的看在眼里，痛在心上，着急再加上生气，奶水越来越少，孩子的便秘也越来越严重，有的时候四五天才拉一次。她听说用开塞露效果好，但每次都是当时管一点点事，不能从根本解决孩子的便秘问题。

她把孩子抱来找我的时候，我就教她自制通便的药。

因为孩子肛门处的皮肤很嫩，怕伤到孩子，可以先用点开塞露，能起到润滑的作用。

老中医给孩子用类似的方法治便秘的时候是用葱涎（切开的大葱茎和叶的分叉处，会流出一些澄清而又黏稠的液体，就像是葱流下来的

| 通便蜜导方 | 配方 | 蜂蜜 400 克，皂角末 10 克。 |
| | 用法 | 将蜂蜜放在锅里用小火加热到用筷子一挑，滴在纸上像一粒珠子不散开的时候最好。然后把皂角末和加工好的蜂蜜放到一起和匀，放凉，再捻成如小手指般粗细的条状，塞进孩子的肛门。等到孩子有便意的时候，它就会随着大便一起排出。 |

口水，所以称为葱涎），把它涂在孩子肛门处比用开塞露的效果更好。

回家后，孩子的妈妈很是细心地照做了，孩子用后效果非常好。妈妈每天给孩子用一次，只用了两三次，孩子解大便就没那么费劲了，原来四五天才解一次，现在是一两天一次，但大便还是有点干。

我让她在给孩子喂食的时候，不要奶粉和母乳一块喂，因为这样很不容易消化，对孩子的脾胃也不好。没过多久，朋友就高兴地打来电话说，孩子的便秘问题完全解决了。

中医把大小便不通叫作二窍闭，前窍是指小便，后窍指的是大便，大便不通就是后窍闭，而能开后窍的药就是皂角。除此之外，皂角还可以祛湿毒，治肠风下血。大便像羊粪球那样，就是因为体内湿毒太重，用皂角就能从根本上祛除肠道里的毒气。

另外，这位妈妈的乳汁也是不健康的。生气时，肝气郁滞，气滞会导致乳腺管不通，所以奶少。妈妈肝气旺，肝火大，乳汁里也会带有火，给孩子吃了，他也会受气和火的双重影响，造成大便不通，这就是所谓的母病及子。

好多家长只听过几个月大的孩子会腹泻，很少听说这么小的孩子还会便秘。其实婴幼儿的饮食是由母亲操控的，他会便秘，责任大部分在妈妈，不是喂养的方法不对，就是母乳里带有病因。所以说，只要找到了原因，孩子的便秘就会很容易解决。

学龄期的孩子患便秘的很常见，一般情况下，家长都是给孩子用开塞露，有的甚至还给孩子用过泻药，但这些都只能暂时缓解孩子便秘的情况。而且孩子是不能服泻药的，因为药性峻猛，会伤到孩子的肠胃，导致肠炎。

其实，这个年龄段的孩子患的便秘都属于假性便秘，而导致孩子便秘的因素主要是精神和情绪。比如说，繁重的功课会给孩子带来很大的压力，孩子大部分的时间都放在了学习上，为争 100 分，他的压力比家长还大。时间长了，孩子也会心生郁闷，导致气机不通畅。

除了心理上的压力，孩子的活动量少了，也会导致肠道的蠕动速度减慢，所以孩子会便秘。有好多家长反映，孩子在假期的时候，便秘会不治而愈，这是因为这时候他的运动量增加了。所以说，给孩子减负是家长应该做的，也是非常有必要做的，不要让孩子既失去了学习的兴趣，又生了病。

如果孩子活动的时间少了，您就要抽出点时间，在睡前帮他按顺时针方向揉十几分钟肚子。

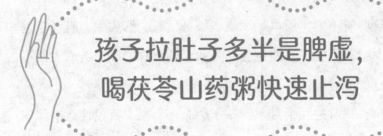

孩子拉肚子多半是脾虚，喝茯苓山药粥快速止泻

有一次，两位家长都带着孩子来找我看病，而且孩子的症状都是拉肚子。他们都拿着孩子的便样，问是不是要做个化验。当时我只是看了看，就给出了两种治法。家长们觉得有点不明白，同样是拉肚子，治法却不一样，这是为什么？

第一个孩子的便样呈黄色，颜色浅，不成形，很稀，用中医的话就叫"大便稀溏"，闻起来几乎是不臭的。有人一定笑着说："大便哪有不臭的？"对，孩子的大便和成人的不一样，不太臭。再加上这个孩子的脾胃不好，吃下去的食物没有经过脾胃的消化和吸收，匆匆从胃肠里走了一遍就被排出体外，所以说脾胃虚弱的孩子，他的大便是不太臭的。

他的妈妈也说，孩子拉肚子有一个多月了，经常是吃完了饭就去拉，有时候严重，有时候不严重。

孩子刚开始拉肚子是因为伤食，是急症，这个时候孩子还不会脾胃虚。但泻上一个多月，脾胃也会虚弱的。这时，孩子的饭量会一天天减少，脸色会慢慢地变黄，身体也开始消瘦了，还老说累，这就是泻肚脾虚的表现，所以治根还是要健脾，只要脾健了，腹泻就能止住。

我让这位家长回去后不要强行让孩子进食。很多家长都有这种心理：孩子越是吃不了，看着孩子瘦，他就越着急，强制孩子吃这吃那，结果吃下去的东西消化不了，孩子的脾胃会更虚。

另外，我让她每天给孩子熬点茯苓山药粥喝。

晚上用同样的方法把茯苓泡好，早上起来只需半个多小时就能熬出一份营养粥。每天给孩子喝两次，每次喝两小碗就可以。

白茯苓和淮山药都能健脾利湿，它们不像别的中药那样有很浓的药味，熬成粥不但不苦，还微微有点甜，所以孩子一般都喜欢喝。

茯苓山药粥

配方　白茯苓 6 克，怀山药 6 克。

用法　把白茯苓和淮山药放在捣蒜的罐里面轻轻捣，因为药用的白茯苓比较硬，不好煮烂，所以事先要泡一阵子。您可以上班前用水泡着，下班回来熬粥的时候，再把泡好的茯苓和山药放进去，20 来分钟就会熬得很烂。

其实，孩子最常见的腹泻还不是脾虚引起的。比如说另一位家长刚打开卫生纸包的便样，我就闻到一股像坏苹果的臭味。这种大便就像我们平时做的鸡蛋汤，里面还有黏液，这种泻就叫作"伤湿泻"。

古代中医治病就有"无湿不成泻"的说法，大多数孩子拉肚子都是体内有湿造成的。什么时候湿气最重？无疑就是夏、秋两季。这两个季节雨水多，湿气重，再加上夏天热，秋天燥，又容易伤热，所以湿和热就成了这个时期孩子拉肚子最主要的因素。

体内的湿和热交杂在一起，就形成了臭还黏腻不爽的蛋花样便，因为伤热，腹泻的孩子还会口渴、恶心、小便黄，这是伤脾的表现，所以治这种腹泻，至关重要的就是化湿清热。

中医治成人腹泻，确切地说是治湿热泻，用的方法是寒除热、苦燥湿。这种方法的效果是好，但容易伤阴。大人可以自调阴阳，但小孩却是"阴常不足"。他本来阴就不足，如果再吃苦寒的药，就像是干旱的土地里又降了一层寒霜，苦寒下去更是满目疮痍，所以说孩子体内的这种湿热只能靠化。

用祛湿热的食物，或药性比较缓和的、略有些辛味的药化湿，不仅不会伤阴，还能止住泻。根据粥养胃、药化湿的原则，我给您介绍一款自制的扁豆莲子薏米化湿止泻粥。

2岁多的孩子只喝一小碗就足够，稍大一点的孩子，可以喝一碗半，早晚共两次。把粥当成孩子的主食，只要三四天，他的大便就会慢慢成形，腹泻也会在不知不觉中痊愈。

扁豆和薏米最大的功效就是化湿，而莲子的长处是能涩肠，在

扁豆莲子薏米化湿止泻粥

配方　扁豆 50 克，莲子 50 克，薏米 50 克。

用法　将食材放在锅里用小火炒到微微发黄，每次三种食材各用 10 克，两碗水，再稍加点小米熬成粥，开锅后再煮 20 分钟就可以。

减少大便次数的同时还能补脾。

第二位家长也感叹说："真没想到，粥有这么好的效果，孩子不但非常喜欢喝，而且再也不腹泻了。"

不管什么原因引起的拉肚子，时间久了，人都会脱水，而孩子最容易出现这样的情况。所以，当您注意到孩子的小便次数少了，哭的时候连眼泪也没有了，嘴唇又红又干的，那就是脱水了。这时候，您一定要给孩子补足水分。如果水补不进去，孩子还发热了，一定要带孩子去医院治疗。

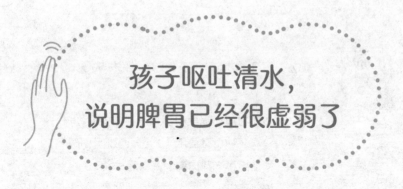

孩子呕吐清水，
说明脾胃已经很虚弱了

　　有一天，我在电梯遇到一对母子。没有什么征兆，孩子突然就呕吐了起来。孩子的妈妈慌忙地把他拉出电梯，看着孩子难受，我也跟了出来。

　　孩子出了电梯后就蹲在地上，他的妈妈顺手从包里拿出一个保温瓶，让孩子漱了漱口，又给孩子喝了几口热水。水刚下肚，孩子就又"哇"的一声吐了出来。孩子的妈妈显然乱了手脚，还想给他喝水。我马上上前阻止，并解释说自己是医生。她听了我的话，没再让孩子喝水了。

　　不一会儿，孩子就站了起来，没再吐了，人也觉得好多了。我告诉孩子的妈妈，一小时之内不要再给他喝水了，更不能给他吃东西，尤其是药。一小时后煮点米粥，让他先喝一口，等几分钟再喝一口。如果喝第二口的时候，孩子没吐，就接着给他喝米粥，这样就没事了。

　　他的妈妈回家后照着我说的去做了，当天，孩子就舒服了很多。

中医前辈教导我们，作为医生，一定要用心体贴病人，关心病人疾苦。比如说呕吐，好多医生看到呕吐，就给患者吃一些止吐的药，可经常是药吃进去没多久就被吐了出来。有的医生和家长还强行给孩子灌药，弄得孩子一连吐了好几回，结果药没有灌进去，病情倒加重了几分。这就是不用心体察病情的结果。

见到孩子呕吐，您在查清病因的同时，先不要给他灌水或吃药，等一小时再说，这一小时就叫"安胃"。胃安静下来之后，再给孩子喝一勺米粥"投石问路"，等几分钟，如果没有什么反应，再接着喝粥。如果呕吐的症状比较轻，用这样简单的方法就会治好。

您要是想了解孩子呕吐的症状是轻还是重，是寒还是热引起的，那就需要更多的经验。拿前面这个小病号来说，我一看就知道他平时脾胃不错。这是因为他吐出来的食物没有酸菜那样的酸腐味，这说明食物在他的胃里停留的时间不长，病得比较轻。遇到这种情况，您先别着急，孩子吐上几口是不会脱水的，给孩子安一下胃，喝点粥，很快就没事了。

中医认为："夫呕吐者，阳明胃气下行则顺，今逆而上行，故作呕吐。其证有声有物谓之呕；有物无声谓之吐。"意思是说，呕吐是胃气上逆造成的，而引起胃气上逆的原因有寒也有热。

如果孩子吐完了，蹲在那里直说肚子痛，痛得面色恍白，而且呕的次数多，吐出来的食物少，这就是着凉引起的呕吐，这时，您要是拿暖水袋给他热热肚子，疼痛就能减轻；相反，孩子如果呕的次数少，吐出来的食物却特别多，还满脸通红、全身燥热、口渴，而且

生姜止呕方

配方　生姜五六片，盐少许。

用法　在每片生姜上都撒层盐，用干净的纸包六七层，用水把纸浸湿后在小火上烤。等到纸快烤煳的时候，姜也就烤好了，把烤好的姜研碎。如果是受寒引起的呕吐，您就把捣碎的生姜加到热米粥里让孩子喝下去就好。如果是在夏天，遇到热证引起的呕吐，那就用捣碎的生姜加到凉白开水冲的蜂蜜水里面给孩子喝下去，很快就会起效。

也没有吃过多的辛辣食物，那这大多属于热吐，一般发生在夏季。

因寒热引起的这两种呕吐都不难治，用生姜这种药可以通治。

生姜不仅可以治疗孩子因着凉引起的腹痛，它还是一味温中、止呕吐的良药。

家长需要注意的是，如果孩子只是呕但没有食物吐出，这叫作干呕。如果干呕连续不止，吐出来的只是黄水、胃液或清痰样的东西，这说明孩子的脾胃已经很弱了。症状轻的可能是食积，重的可能会发展成疳积。

如果孩子一直呕吐不止，精神恍惚，说明这时孩子已经病得很重了，您一定要马上带他去医院看医生，以免贻误了孩子的病情。

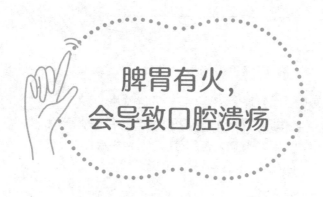

脾胃有火，
会导致口腔溃疡

"小帅哥"是我对一个小病号的爱称。这一次，我看到这个"小帅哥"一改往日的活泼可爱，皱着眉头，噘着嘴，一副没精打采的样子。他妈妈赶紧解释说，孩子这两天牙龈和舌头上长了溃疡，整天都没精神。

看到孩子这样，我心疼地把他拉了过来，让他张开嘴。孩子倒也听话，可嘴张了不到一半，就疼得闭上了。

孩子的舌体通红、舌苔也少，舌头上面有很多小红点和一两块小溃疡，而且嘴角有口疮，口气也重。他的妈妈说孩子这几天话也不爱说，饭也不好好吃，口渴了连水也喝不下，一喝就喊疼。而且小便也发黄，大便两三天才解一次，每次解大便都要费半天劲。

我摸着孩子的头问："这些天都吃什么了？"

他的妈妈说："肉。前一段时间，这孩子胃口好，老是吃肉，肯德基、烤鸭几乎天天都吃，还总是挑菜里面的肉吃，一整天不吃一口青菜，要不是我催着，他连一口水也不喝。这不，没多长时间就这样了。"

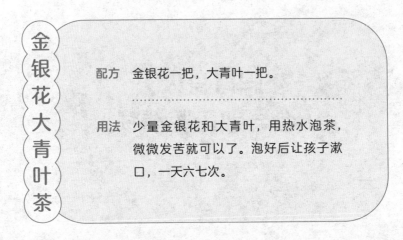

金银花大青叶茶

配方 金银花一把，大青叶一把。

用法 少量金银花和大青叶，用热水泡茶，微微发苦就可以了。泡好后让孩子漱口，一天六七次。

我拿了一把金银花和大青叶，让他的妈妈回去后给孩子泡水。

另外，我还让她每天上午给孩子吃半根黄瓜，下午吃一根香蕉，都在饭后两小时吃。要是孩子疼得张不开嘴，就切成小丁，让孩子用牙签叉着吃。肉类食物就让孩子尽量少吃或不吃。

"小帅哥"吃了过多的肉类食物，这些食物没有完全经过脾胃的消化就化成了热火，灼烧口腔。大人这样吃都会上火，更何况是孩子？大人上了火，吃点清热、解毒、泻火的牛黄解毒丸就可以了，但孩子就不能这样治，他们脾胃娇嫩，一吃就会拉肚子，甚至泻个不停，反倒会伤了脾胃。

用大青叶和金银花泡水给孩子漱口，是因为这两味药都是清热、解毒的中药，孩子喝下去也会伤脾胃，所以只能用漱口的方式来给孩子治标。给孩子吃黄瓜和香蕉才是治本，也就是给孩子清脾经的火，泻脏腑的热。大家都知道香蕉性凉，能清热解毒，通大便。而香蕉归脾胃经，更擅长清这两条经上的火。

您别小看了黄瓜，《本草求真》中说："黄瓜，除热，利水，解毒，治烦渴，咽喉肿痛。"无论是小孩还是成人，如果上火了，小便发黄，吃两根生黄瓜，小便很快就会恢复正常。

为什么要饭后两小时吃呢？平时我们吃这些东西的时候，都是和别的饭菜一起混着吃的，药性根本体现不出来，所以我们也没觉得这些东西有多么好的功效。只有在空腹的时候吃，这些性凉又能清热解毒的药食才能起到涤荡肠胃、清热解毒的作用。

过了一个星期，"小帅哥"又来了，他的妈妈说，按照我的方法做了一个星期，孩子就彻底好了，大小便也正常了。但是孩子好了以后还是爱吃肉，她就尽量不让他多吃。每天下午，孩子午睡起来后，她都给孩子空腹吃点水果，用她的话来说，就是给孩子泻泻火，清理清理肠胃。

我想起自己的孩子在上幼儿园的时候，吃完午饭，老师都会让他们先睡个午觉，睡醒后再给每个人分一个水果。其实，这时候吃水果就可以清理孩子的胃肠，让他不上火。

孩子有痢疾，
用山楂治

有一个孩子，总是占着厕所不出来，拉完了还想拉。他的妈妈说，孩子上午还好好的，放学一回来就说肚子疼，进厕所一蹲就是半天，也数不清多少次了。

这就是中医说的"里急后重"，"里急"就是指肚子难受，"后重"就是指肛门处有下坠感，蹲下去就不想起来。如果您在孩子的大便里看到有血丝甚至是脓血，那就不是普通的腹泻，而是痢疾。带血的是红痢，不带血却带一些白色黏液的就是白痢，红白相间的就是中医所说的赤白痢。

其实，普通的腹泻和痢疾是很容易区分的。如果是普通的腹泻，孩子拉完后，一般就会感觉舒服多了，而且大便多是呈稀或是水泻状，因为这是寒、湿、积引起的。痢疾就不同了，孩子拉完后，肚子更难受，还想泻，但又泻不出什么东西来，肛门处像附了个跎，就是不想起来。家长等了半天，孩子还是蹲在厕所里不出来，结果一看，大便里不是带有白色的黏液，就是掺杂着血。

山楂止泻方

配方 新鲜山楂10颗。

用法 将楂去核，放入炒菜的锅里，用小火焙干，再炒至略微发煳，拿出来晾干，这就成了焦山楂，然后加工成粉。如果是红痢，用蜂蜜拌；如果是白痢，就用白糖拌；如果是赤白痢，就用蜜砂糖拌。拌匀后，用温白开水冲泡，让孩子空腹的时候喝下去，一天两次。

一听说痢疾，很多家长都觉得害怕，都知道这是传染病。其实您完全不用害怕，痢疾来得快，好得也快。您也不用给孩子吃那么多抗痢疾的西药，山楂治痢疾的效果就非常好。

少则三五天，多则一个星期，孩子就会好。

只要孩子患了痢疾，就应该尽早尽快地治。痢疾不同于普通的肠炎、腹泻，时间稍微一久，孩子的病情就会加重。等到孩子出现高热的时候，就是山楂也无济于事了。

除此之外，还得让孩子注意卫生，饭前便后一定要洗干净手，水果和新鲜蔬菜也一定要洗干净了再吃。尤其是在夏天，孩子更要注意这些环节。

孩子腹胀，
茴香专治

我在前面说到，萝卜籽药性强，可以通气消积，治疗顽固性腹胀。而对于轻症的腹胀，用茴香就可以解决。

一次，有一位邻居来找我，说她的孩子这两天老是打饱嗝，胃满，肚子胀，问我怎么办。正巧我那天包了茴香馅的饺子，就让她带回家给孩子吃。后来，邻居高兴地告诉我说，孩子一下子吃了十几个饺子，第二天就不打饱嗝，肚子也不胀了。

其实，茴香是一味专门理气、通气的药。《本草汇言》中说："此药辛香发散，甘平和胃，温中散寒，立行诸气"。它不但能通气，而且因为是温性的，还能驱寒，所以更适用于着凉引起的腹胀、腹气不通、胃气不降。

药用的茴香其实是茴香籽，而我们平时吃的是茴香的叶子，这是鲜品，药效会更好。

小一点的孩子不能吃饺子，您可以取少许茴香叶子连同水果一起，放到榨汁机里榨成汁给孩子喝。只需喝 1 ～ 2 次就能治好孩子的腹胀、打饱嗝，既简单，效果又好。

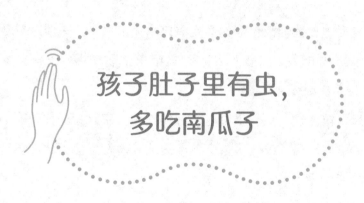

孩子肚子里有虫，
多吃南瓜子

周末去朋友家吃饭时，他家四五岁大的孩子喝下一碗粥后说肚子痛，手捂着肚子，嘴角还流着口水。

朋友说，这段时间孩子经常这样。一开始他还以为是孩子吃坏了肚子或是着凉了，就给孩子喝点热水，可越喝，孩子的肚子痛得越厉害。健胃消食的药也吃了，还是没什么效果。但是一会儿过后，孩子又没事了。

我给孩子喝了一小勺醋，不一会儿，孩子就不那么痛了。朋友纳闷地说："这是什么妙招，喝醋怎么会治肚子痛？"

我说，孩子肚子痛是因为肚子里有虫。朋友觉得不太可能。他说，孩子肚子里有虫子，一般都是吃生冷或不干净的食物引起的，自己在这方面还是很注意的呀！

我告诉他，着凉和消化不良引起的疼痛是没有分别的，都是痛在肚脐四周。如果是虫子引起的肚子痛，在进食后，虫子一感到热就开始蠕动。虫子一动，肚子就开始痛。这一痛，胃的蠕动就会变慢。原来促进食欲的消化液就会变成口水流出来。这正应了《幼幼集成》中的一句话："饮食者，皆入于胃，胃中有热则虫动，虫动则胃缓，胃缓则涎出"。

当然，单凭这一点我仍没有十分的把握，所以我让孩子喝了一勺醋。喝下去以后，没过多久，孩子的肚子痛就好多了，这正是中医所说的"蛔得酸则安"。

我再让朋友仔细看看孩子的脸，他的脸上有一些片状的白斑，这个斑不像白癜风那么白，只是比正常的肤色稍浅一点，不细看也看不出来。

孩子的肚子痛好多了，他很自然地用手去挠屁股，这是因为肛门处痒，有的孩子甚至会把这一块儿的皮肤抓破，这就是虫子在作怪。有时候，还能在孩子肛门处的皱褶里发现有小虫子。

我去他们家的厨房转了一圈，一眼就看到他们家的砧板上有切过肉的痕迹。好多家长切完生肉后，砧板也不冲洗，又接着切青菜、做凉菜。生肉上的微生物就会借着这个机会溜到凉菜里，然后被人吃到肚子里，大人、孩子都会因此而染上虫积，孩子抵抗力差就更容易染病。

所以，为了避免孩子肚子里生虫，在生活中，您除了要注意饮食卫生外，还应该让孩子少吃或不吃那些油腻的肉食、甜食和烤得半生不熟的肉类。

我没有让朋友给孩子吃驱虫的药，只让他们在卖瓜子的地摊上买了250克炒好的南瓜子，并嘱咐他们在早上的时候，让孩子空腹吃50克左右的南瓜子仁，而且要在一个月的上旬吃，吃完后再给孩子冲服一杯蜂蜜水。孩子的妈妈倒也细心，把南瓜子一颗颗剥了皮，孩子回家看到有剥好的南瓜子仁，高兴得上前抓着吃。他们说，这样连续给孩子吃了三天，孩子再也不喊肚子痛了，饭量还增加了不少。

南瓜子是一味专门杀虫的中药，猪肉绦虫和蛔虫都能治，而且孩子吃了没有一点副作用。另外，中药里专门有一种叫槟榔丸的杀虫药，这是因为槟榔不但味苦，而且辛辣。中医描述虫子的特性是："得酸则安，得辛则伏，得苦则下。"所以，南瓜子和槟榔结合起来治疗小儿虫积，效果很好。

很多家长看到这个方法后问我，为什么要在一个月的上旬用？这是因为这个时候，虫子是向上行的，虫头朝上，药效更容易起作用。

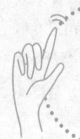

孩子脾胃有热会长针眼、大便干，用金银花水泡脚

　　有一次，一位妈妈带着孩子来找我看病，说孩子经常患睑腺炎，一只眼睛好了，没过多久，另一只眼睛又长了出来，还总爱得皮肤病，大便也经常干燥。

　　睑腺炎就是我们常说的针眼，很多人都得过这种病，我们都知道是内热引起的。西医给孩子治这种病时，就是用消炎药。有的家长觉得消炎药的副作用大，就去看中医，中医开了几服清热解毒的汤药，比如说黄芩、黄连之类的，但药苦得很，孩子一口都喝不下去。

　　这个孩子的舌体呈暗红色，舌苔厚，上面还浮着一层黑苔，这分明是内热炽盛、体内热毒排不出来的表现。本来，大便是很好的排毒途径，但内毒炽盛，结毒在大肠，就会出现便秘的情况。排毒的肠道不通，热毒就会上攻，攻到眼睛就出现了睑腺炎。毒郁在皮肤发不出来，就会引起皮肤病。

　　泻火解毒的药大多是苦寒的，别的不说，黄连我们最清楚，药再苦，苦不过黄连。经常有人来我这里买黄连，我问他们做什么用，都说是治上火的，吃别的药没有效果，只好买黄连回去泡水喝。

其实，这种做法是不对的，黄连水喝下去会先入胃。这样，火还没降下去，胃就喝坏了。给孩子喝，那后果更不堪设想。

我让这位家长回去后，每天晚上睡觉前给孩子熬点金银花水泡脚，给孩子解毒。

给孩子泡几次脚之后，会发现孩子的舌苔逐渐由黑变黄，再由黄苔变为白苔。然后，再根据孩子舌苔的变化来加减金银花的用量，舌苔黑就加量，薄白苔就减量。

《积善堂经验方》中说道："金银花，治一切肿毒，不问已溃未溃，或初起发热，并疗疮便毒，喉痹乳蛾，败毒托里，散气和血，其功独胜。"金银花一般是煎服或外用，成人用金银花煎水

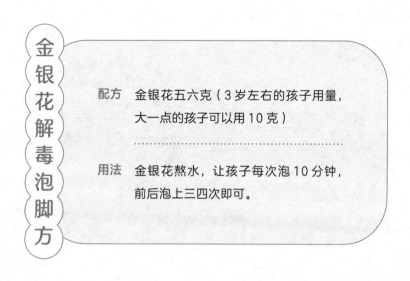

金银花解毒泡脚方

配方　金银花五六克（3岁左右的孩子用量，大一点的孩子可以用10克）

用法　金银花熬水，让孩子每次泡10分钟，前后泡上三四次即可。

口服，孩子就用金银花煎水泡脚，效果也会很明显。一般泡上两三天，孩子的大便就不干了。接着泡下去，眼睛的睑腺炎不但不会溃破，还会慢慢地消下去，而且不容易复发。

其实，金银花可不止这点功效。

有的家长说，孩子总爱上火、犯扁桃体炎，当她看到孩子的舌苔稍微有点厚、舌尖有点红、大便开始不通的时候，就知道孩子快犯病了，晚上睡觉前赶紧用金银花给孩子泡泡脚，泡上两三天，孩子就没事了。

有的家长会妙用金银花。当孩子身上长疔疮，她就把金银花放在捣蒜的罐里捣碎，用医用的凡士林调成膏状，敷在孩子肿起的疮毒上。没用几次，孩子的疔疮就消下去了。她说这种方法比用红霉素软膏的效果好多了。

最后，我要提醒您的是，如果孩子在泡脚的时候出现了腹泻，或者孩子很疲劳，说话时有气无力的，就不要再给孩子泡脚了。因为金银花是寒凉之药，用多了会耗气，所以孩子气虚的时候用只会伤了他的身体。

酸枣仁水泡脚养脾胃，
孩子睡觉香又甜

我邻居家有一个孩子小名叫铁钢。为什么叫这名字呢？因为他一生下来体质就比较弱，他的爷爷恨不得他像钢铁一样强壮，就起了这么一个名字。

有一次，铁钢的妈妈带着他来找我看病，说孩子从小就脾胃不好，夜里还爱说梦话。还有几次，孩子半夜站起来就走，她开始还以为孩子是去卫生间了，可到客厅里转了一圈回来又躺下睡了——她这才知道孩子是在梦游！

晚上睡不好觉，孩子白天的精神就很不好，无精打采的。别人家的孩子这么大的时候，一天到晚在外面跑，还不知道累，自家的孩子却一天到晚都没劲，吃得也少。

我让孩子把舌头吐出来看看，发现他的舌体淡白。再加上他的妈妈说他食少、易疲劳、乏力等症状，我确认孩子是脾虚。心和脾就像一根绳子上的蚂蚱，脾虚，心也会虚，孩子心虚就会神不安，容易做噩梦、说梦话，有时候还会梦游。

我让铁钢的妈妈经常给他熬点茯苓山药粥，然后每晚用酸枣仁

酸枣仁泡脚水	配方	炒酸枣仁 10 克。
	用法	酸枣仁的外壳很硬，所以用来泡脚之前要先把它放在水里泡 1 天，然后用水煮，等到水开后，再用小火煮 20 分钟。给孩子泡脚的时候，先熏一会儿，等水稍凉的时候再让孩子泡，每次熏泡十几分钟。

水给孩子泡脚，专门用于治疗心神不宁。

才过去一个多星期，铁钢的妈妈就打电话给我说，孩子最近活泼多了，晚上也不梦游了。而且孩子以前睡觉的时候老出虚汗，用酸枣仁给孩子泡了一个多星期，晚上睡觉时不出虚汗了，她问我这是什么缘故。

我告诉她，孩子出汗是因为体虚。酸枣仁熬出来的汤是酸的，酸的收敛性能止汗。所以孩子不再出虚汗是好兆头，一定要接着用。

现在，五六年过去了，铁钢长得可壮了，已经长成了一个大小伙子。周末的时候，我还经常看见他跟别的孩子在楼下打篮球。

经常有朋友这样问我："小区里有那么多经你诊治过的孩子，现今都已长大成人了，你是不是很有成就感？"还真别说，看到他们每一天都健健康康的，心里还是蛮欣慰的，这又何尝不是每一位做家长的心愿呢？

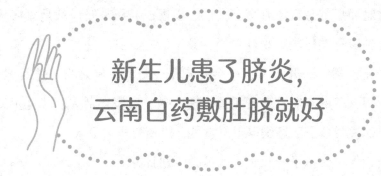

新生儿患了脐炎，
云南白药敷肚脐就好

很多家长经常来我这里买紫药水或碘酒，一般都是因为未满月的孩子患了脐炎，给孩子抹肚脐。比如说有的孩子生下来十几天了，肚脐还总是流黄水，在上面垫一块消毒的纱布，不到半天，纱布就沾了好多黏稠的黄色分泌物。用紫药水或碘酒给孩子抹肚脐，一能消毒，二能拔干，就是效果不太好，所以我不太赞同。

还有的家长竟然把成人口服的头孢类抗生素胶囊打开，直接把药粉倒在孩子的肚脐上，这种方法更不可取。

因为新生儿初次用药，家长根本不知道他会不会对抗生素类药品过敏，一旦过敏，后果不堪设想。再说这些药根本就不是外用药，只有通过口服，肠胃吸收了才能起效。而且我也从来没有在这些药物的说明书上看到可以外敷的用法。

其实，新生儿脐炎一般是因为消毒处理没做好，或是给孩子洗澡的时候，牵动了脐带，导致肚脐进了水而感染生疮、流黄水。

这时如果处理得不好，脐炎还会发展成脐风。脐风就是风从脐入，伤到孩子的五脏，也就是说，孩子的心、肝、脾、肺、肾都有可能受到连累。一开始，孩子会肚子胀，奶也不好好吃，总是哭。如果发现孩子的嘴唇青紫，手脚抽搐，喉咙里痰特别多，甚至牙关紧闭，这说明孩子已经病得很严重了，要及时送去医院。

要想保护好孩子的肚脐，就得先治好脐炎。

消小儿脐炎方

配方 碘酒，云南白药粉1小勺（严重时2勺），纱布。

用法 家长可以先用碘酒给孩子的肚脐擦拭消毒，擦完后一定要晾一两分钟，因为碘酒只有在半干的时候才能起到消毒的作用。然后撒上云南白药粉，再用消过毒的纱布块固定，纱布可以多盖几层。每天给孩子换1次纱布，最多换3次。

好多人觉得云南白药只能止血，其实不是。它还有很好的消炎、消肿、去腐、生肌的作用。很多人家里一般都会常备云南白药，随手拿起来就用，很方便。

除了能治疗脐炎之外，云南白药还可以治疗孩子的小外伤。孩子刚学会走路的时候，经常会摔倒，不是磕伤这，就是碰伤那的。碰到这样的情况，其实完全不用去医院，自己就能处理。先把孩子的伤口清理干净，就像治脐炎那样消一下毒，然后在上面撒一层云南白药粉。药刚撒上去的时候，孩子会觉得有点疼，让他忍一分钟就不疼了。最后盖上一层纱布，这样，伤口能很好地通气。伤得轻的只需一次，最多两次，孩子的伤就能结痂。这样既能减轻孩子的痛苦，还能省掉去医院的时间和费用，可以说是事半功倍。

4

保护好
孩子的肺，
免疫力自然强

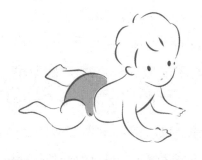

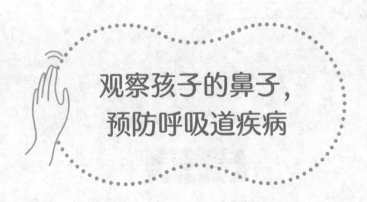

观察孩子的鼻子，预防呼吸道疾病

有的家长经常说，也没觉得自己哪个环节做得不好，孩子就生病了。其实，这不是您照顾不周到，而是有时候根本就没有发现孩子早已经不舒服了。

拿燥伤肺来说，中医认为"肺喜湿而恶燥"，这是说燥气容易伤肺，所以一到干燥的秋天，感冒咳嗽的孩子就特别多。

燥气一般通过孩子的咳嗽和鼻子的不舒服来提醒家长。最开始，孩子会鼻孔干燥、干咳，家长如果没有采取有效的防治措施，孩子会越咳越厉害，最后咳到肺阴受伤。

如果孩子流黄色的脓鼻涕，那就是外面的热风来肺的"家"里做客了，肺热会把鼻腔黏膜的分泌物经过"浓缩加工"，变成浓浓的鼻涕堵在鼻腔里。气管有炎症的时候就会分泌痰，肺为娇脏，痰就成了异物，肺会想方设法把它咳出来，从气管里上行到咽喉，这时，孩子咳出来的就是脓痰，所以这时清肺热就成了当务之急。

如果孩子长期流脓鼻涕，说明他体内的热不但没被清走，而且还打算长期在这里"安家"，这时，咳出的痰或流出的鼻涕还会带有一种腥臭味，中医称这为"肺经郁热"。这时候，您还能听到孩子肺里有不正常的声音，而且很嘈杂，这就是肺和痰热发生矛盾，在打架，西医称之为肺炎，而中医叫"痰热壅盛"。小儿肺炎发展得非常快，这时候家长就不要再固执地让孩子在家吃药了，一定要及时送孩子去看医生，及早确定肺炎的性质和严重程度，及早治疗。

有的家长问："孩子经常鼻出血，那也是肺热引起的吗？"

对。中医说这是"肺热迫血妄行，热气上行"所致，肺热上行到肺的最上面——鼻，鼻腔里的血管是最细、最脆弱的，所以容易破裂导致出血。

家长通过分析孩子鼻子里分泌物的性和质，就能及早地帮孩子防治肺病。请记住，决不能让孩子的病情由轻微的感冒发展成咳，再发展成喘，甚至转成肺炎。不要使孩子原本娇嫩的肺变得脆弱，而遭受呼吸道疾病的反复侵扰。

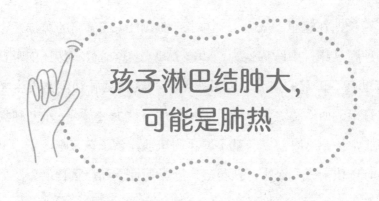

孩子淋巴结肿大，可能是肺热

　　给孩子看病的时候，医生总是习惯性地用手去按孩子的下巴，看看下面有没有肿大的疙瘩，西医称之为淋巴结，中医则称之为"瘰疬"。中医诊断学中说道：*"按颈项、腋下，触及绿豆大小之核，活动自如，不痛，不为病态。"*

　　您如果摸到孩子颈下或腋下淋巴结的时候，孩子会痛得躲开或大哭，这时，孩子多数都会伴有低热。西医认为这是炎症，会给孩子开些消炎药；中医则认为是痰热毒结，会给孩子开一些清热解毒的中草药，以涤痰、排毒、清热。

　　"中医的清热解毒和西医的消炎是不是一个道理？"经常有家长这样问我。这是两种文化，是不是一个道理不重要，能治好孩子的病，才是最重要的。

　　孩子的淋巴结肿是疾病由外入里了，这也是身体通过肿痛传递给您的一个重要信号——孩子正遭受疾病的侵袭。风寒咳嗽、风热咳嗽、气喘、支气管炎、肺炎等都可以引起淋巴结肿大。所以在孩子患这些病的时候，家长也要像医生那样，摸一摸孩子的淋巴结。

冬季手凉，先把手搓一搓，再放到孩子的脖子下面。如果觉得局部的温度很烫，那就不要再用力去摸或推。因为这时孩子的淋巴结已经肿得很大了，只是稍微一触，就能感觉到淋巴结肿得像蚕虫那么大，如果再往下摸，孩子会觉得很痛。这就是中医按诊所说的："按之疼痛，或肿大之灼热，乃核增大。"

　　淋巴结刚开始肿的时候，大且坚硬。用了两天药后，再摸上去就会感觉坚硬在慢慢地消散。淋巴结虽大但能推动，这时再给孩子吃一两天的药。再摸就会感觉淋巴结只比平常稍微大一点了，用手轻轻一按，孩子只会感觉稍稍有点痛。这个时候，虽说孩子还有一些咳嗽等外感的症状，但也要给孩子停药了。

　　可能您会问我，孩子不是还没有完全好吗？是没有完全好，但您不要低估了孩子正在发展的免疫力。过多地用药，反而会遏制孩子免疫力的增强。其实，这些"残敌"孩子自己就能消灭掉。

　　另外，我需要提醒家长一点，如果孩子因为淋巴结肿大吃了很长一段时间的药，却一点效果都没有，那就有可能是瘰疬，也就是淋巴结核。怎么分辨呢？孩子的淋巴结虽然肿大，但按的时候不痛，局部也不灼热，肿块按上去倒是比平时肿大的淋巴结要硬。而且还像用线穿成了串，像念珠一样戴在了孩子的脖子下。这正是中医所说的："按之不痛，质坚成串，则为瘰疬。"

　　淋巴结属于身体的免疫系统，当身体不舒服的时候，它会责无旁贷地保护身体。但因为孩子的免疫系统还未发育完善，所以很容易引起淋巴结的病理样肿。因此，要想孩子身体好、少生病，那就要学会去摸，学会根据孩子淋巴结的状况来正确地辨别他的痊愈情况。

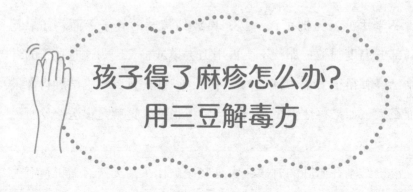

孩子得了麻疹怎么办？
用三豆解毒方

有一年，刚入冬就下了一场大雪。当时，我的孩子在雪地里和其他几个孩子一起玩了个痛快。第二天早上起床，我就发现孩子发热了，首先想到的是孩子着凉，所以给他吃了点退热药后就把他送到学校去了。谁知，还不到中午，老师就给我打电话说孩子高热，一定要我带他去看病。

我见到孩子时，他泪眼汪汪的，好像刚哭过。外面的光线不强，可他却觉得很刺眼，一直用手遮住眼睛，还不停地咳嗽、打喷嚏、流清鼻涕。作为医生，我看到孩子畏光、泪眼汪汪，就知道这不是单纯的感冒，而是出麻疹的前兆。为了进一步确诊，我让孩子张开嘴，在磨牙和脸颊的咬痕处，发现了一个白蛾子一样的东西贴在上面——孩子果然患了麻疹。

中医认为麻疹是外感时疫之毒，治麻疹不能轻易用退热药，孩子患麻疹后会烧3天，出疹要3天，退疹3天，所以完全好至少得9天。而且，疹毒必须通过皮肤上长的疹疙瘩透出来，毒才能解，烧才会退。如果用退热药，疹疙瘩透不出来，这叫"疹出不畅"，邪毒瘀在身体里就会伤肺，从而出现西医所说的病毒性肺炎。如果病情严重还会邪毒攻心，出现高热不退，甚至昏迷的情况。

退热药不能用，如何解疹毒就成了关键。于是，我给孩子用了三豆解毒方。

为了让孩子早日痊愈，家长在制豆时多费点工夫也是值得的。

家长可以像平时吃零食那样，把豆子拿给孩子吃，一天吃三四次。煮过的豆子不会太硬，孩子很容易就能咬碎，而且每次都能吃二三十颗。疹出得快，收得也快，我的孩子吃了一个星期的豆子，

三豆解毒方

配方 红豆250克，绿豆250克，黑豆各250克，生甘草30克，半桶雪水（或自来水）。

用法 用医用纱布把甘草包好放在雪水里煮（便于把甘草的渣挑出来），开锅后煮5分钟，再加入准备好的豆子，用文火煮上15分钟，豆熟后，弃甘草，把豆捞出来，晾干，留煮豆的原汁。把豆子放在暖气上烘干，然后再放入原汁中泡2小时，反复两次，原汁就被反复干燥的豆子吸收得差不多了。

疹子不但完全长出来，而且收得也差不多了，出过疹子的地方，只留下一些淡印子。

很多孩子出完麻疹会元气大伤，容易疲劳、困乏、精神不振、免疫力低下，身体要很久才能恢复。吃豆子解疹毒，不但毒解得快，还不会伤孩子的元气，所以，孩子生病的这几天脸蛋依然红润。如果不是看到他脸上留下的小疹片，我根本不会想到他刚生过一场大病。孩子出麻疹的时间也由原来的 9 天缩短到了 7 天，还没有引发并发症。而且很多解毒的中药都有苦寒泻下的作用，孩子吃了会拉肚子，但吃三豆解毒方就不会出现这种情况。

在讲治小儿胎热时，我曾提到黑豆可以解百毒、治胎热。其实，跟黑豆有同样功效的还有红豆、绿豆。红豆又叫赤小豆，绿豆我们最熟悉，这两种豆食都有很好的解毒、利湿的功能。加上用雪水煮，更能增强三豆解毒的功能，加入甘草是为了防止药性太过，以缓和药性。

如果没有雪水，用自来水也可以，只是效果稍差一点，但也足以解毒治病。

近些年，像麻疹、水痘之类的传染病大有抬头的趋势，所以一定要按时给孩子接种疫苗，孩子打完针发热是正邪两种力量相争的结果，这是正常的，只有这样，孩子体内才会产生抗体，使身体不受病毒的侵犯。

其实，三豆解毒保健方不仅能解这些时疫之毒，它还可以作为孩子日常的食疗保健方来解体内的所有毒。

很多家长经常来我这里给孩子买七珍丹，每隔一两个月就给孩子吃几次，说没病也可以起到保健的作用。其实，这种方法是不可取的，吃这种药的最大弊端就是会刺激肠胃，导致孩子腹泻，不但起不到保健的作用，还会伤到孩子的脾胃。

对于这样的情况，建议您给孩子用点三豆解毒方。孩子体弱生病后就会打针吃药，不管是药物，还是细菌或是病毒，都会在孩子体内停留不易排出。家长每隔一两个月给孩子制500克左右的三豆解毒方，像吃零食似的给孩子吃几天，不但能解毒，孩子也很快能痊愈。

有家长问我说，"三豆解毒方的药性应该是凉的，不论孩子是什么体质，都能吃吗？"

是的，不过您要掌握一个用量的问题。体质虚的孩子每次少吃十几颗就可以了。

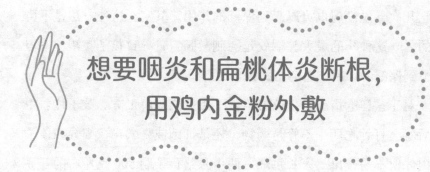

想要咽炎和扁桃体炎断根，
用鸡内金粉外敷

蛾是一种白色的飞行生物，本来生长在大自然，但它却会"长"在孩子的咽喉里。孩子一张嘴，您能看到有一两块白色的，像蛾子一样的东西贴在他的咽喉上，中医把这称作"乳蛾"。

乳蛾其实就是扁桃体炎或咽炎，更确切地说，那是化脓性的扁桃体炎或咽炎。

很多孩子，不管是婴幼儿，还是学龄前、学龄期的孩子，经常患咽炎或扁桃体炎，而且往往是今天觉得嗓子不舒服，明天就变成白色的溃疡了。一夜之间，嗓子就变得沙哑，说不出话来，咽东西的时候都会觉得食物很粗糙，饭也吃不下，只能喝点稀粥，严重的时候别说喝粥，就连水都觉得难以下咽。

碰到这种情况，很多家长会给孩子试各种各样的含片、喷剂。但这些都只能暂时缓解病情，因为这些药物里面大多含有冰片、薄荷之类的清凉药物，吃了后，嗓子自然会感觉很舒服。

有的家长一看到孩子嗓子痛，就给他过量使用这些凉药，不是喷就是喝，一天十几次，结果孩子的嗓子没好，胃反而着凉了，呕吐不止。还有的孩子口腔溃疡了就去输液，一输就是好几天，这样不但耽误孩子的功课，抗生素的副作用还会对孩子的身体造成损害。

碰到这种情况，我就会让家长回家自制一种药，喷在孩子的溃疡创面，也就三四次，孩子的溃疡就能好。这种药不同于普遍含片或喷剂，不仅不会让孩子的胃着凉，还没有副作用。是什么药呢？就是鸡内金。

前面我说过，鸡内金可以消食导滞，其实它还可以治疗溃疡。同一种药物，不同的炮制方法会产生不同的疗效。

用来消食的时候，鸡内金用生的。有人问我："到哪里找新鲜的

鸡内金外敷方

配方　鸡内金。

用法　把鸡内金放在火上烤到发黑后，放到一张干净的纸上，把纸对折过来，用一个小瓶子像擀面一样反复擀上十几次，让鸡内金变成粉末状。然后用一个细筛子把鸡内金粉筛几次。用的时候，可以拿一根大约2厘米长的细管，把加工好的鸡内金粉装在里面，吹在孩子的溃疡面上。

鸡内金？"我告诉您，去市场跟卖鸡肉的店主要几个，洗净后放在阳台阴干备用。

用药的时候，由于药物的刺激，孩子可能会感觉到有点疼。但用过两三次后，您就会发现"白蛾"不见了，溃疡的表面还渗出了鲜红的血，这就是中医所说的"瘀祛新自生"。家长每天给孩子喷上两三次，三四天后，孩子的溃疡就会好了。

另外，在用鸡内金清乳蛾的同时，如果想让孩子不再发病，就一定要清内热，就是清肺和脾胃里的热。小孩子不像大人，肺热可以说是一点就着，用两个字来形容就是"易燃"，所以要加上清肺经。

家长也可以给孩子吃小儿咽扁颗粒，清肺经实热，清热利咽，解毒消肿，可用于肺经实热引起的咽喉肿痛、血热引起的口腔溃疡。

家长自己患了口腔溃疡后，用这种方法治疗，效果也很好。真是一招在手，全家受益。

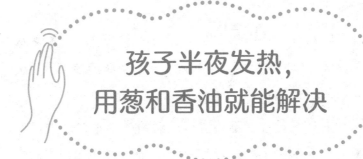

孩子半夜发热，用葱和香油就能解决

　　家长最头痛的就是孩子半夜三更发热。一天夜里很晚了，我在急诊室，一位家长忽然抱着孩子闯了进来。他说，孩子高热不退，他就拿家里的高度酒给孩子擦拭身子，结果孩子昏了过去。

　　我检查了一下，告诉他，孩子是酒精中毒。他吓了一跳，说自己差点亲手断送了孩子的性命，直道后悔。

　　用酒精擦拭身子这种方法给孩子应急降温的确有效，但操作一定要正确，擦拭时最好用 75% 的医用酒精。另外，好多家长用酒精给孩子擦拭身体的时候，大多是擦前胸和后背，还有就是中医所说的"五心"，也就是两手心、两脚心和心口。但这样擦的话，面积大，次数多，孩子很容易因为吸收过多酒精而引起酒精中毒。而且，如果孩子烧到将近 40℃，那他还会因为擦拭的时候，身子突然一凉而引起高热、惊厥、抽搐。

　　正确的擦拭方法是擦淋巴结丰富的地方，例如颈下、腋下、大腿根等处。您可以先用酒精棉给孩子擦拭两遍，然后改用小毛巾擦浴。怎么做呢?

将小毛巾放入盛有温水的盆里,浸湿后略微拧干,以不滴水为宜,给孩子擦拭,但最多擦两遍。每隔 1～2 小时给孩子量一次体温,隔四五小时再用这种方法给他物理降温一次。

孩子高热时容易抽搐,不要直接用酒精或冷水对他进行冷刺激,而要先用温水给他擦擦额头,等到孩子适应了再采用上面的方法,这样就不会引起惊厥或酒精中毒了。

如果一时找不到酒精,家里又没有退热药,看病又不方便时怎么办?那就用神奇外治法。

《幼幼集成》中说:"小儿发热,不拘风寒食饮,时行痘疹,并宜用之。"也就是说,在孩子发热的初期,不管是伤风、伤寒引

神奇外治法

配方 一把新鲜的小葱(夏天)或者一根大葱(冬天),少许香油。

用法 把葱切成丁,捣烂后用纱布包起来拧,拧出来的葱汁放在杯子里,加入少量香油,和匀。然后,家长可以用手指蘸上葱油,分别在孩子的手心、脚心、额头、脖颈和后背处各摩擦 20 多次,这就叫"运五心"。

起的，还是出疹生水痘导致的，都可以使用这个神奇的治法。

其实，神奇外治法一点也不神奇，反而非常简单。

擦上一段时间，您就会发现孩子的额头和身上有汗微微冒出。这时，再给他盖一床小薄被子，很快，孩子就会发汗。当孩子开始出汗时，就不要再给他盖东西了，因为出汗太过，反而容易导致孩子脱水。

葱性辛温，可以通经络、疏通腠理，使邪气还没站稳脚跟就随汗液排出去。而香油起的是润滑的作用，孩子皮肤嫩，不加香油按摩就会伤到皮肤。

经过多次临床验证，我发现，如果孩子刚开始发热时鼻孔不干燥，口不渴，小便不发黄，大便也不干，只是流清鼻涕，这说明热证只停留在体表，还没有入里。这种情况下，只需用这个方法给孩子处理一两次，烧很快就会退。

我和很多家长一样，把这个方法当成了孩子发热时的应急方。很多家长因为孩子半夜发热向我求助时，我都会告诉他们这个方子。结果我不但免去了出诊的烦劳，还教会了别人如何在家应急治病，真是一举两得。

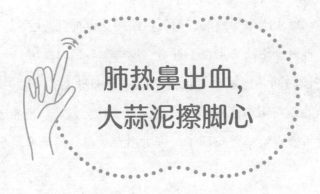

肺热鼻出血，
大蒜泥擦脚心

生活中，经常会有家长带着鼻子出血的孩子来找我求助，问我是为什么。其实，这主要是肺热引起的。中医说这是"肺热迫血妄行，热气上行"所致，上行到肺的最上面就是鼻，鼻腔里的血管是最细、最脆弱的，所以容易破裂引起出血。

中医治疗肺热导致的鼻出血时，都遵循一个原则——"治上焦如羽，非轻不举"。意思就是说用清热药时不宜过重，否则不但消除不了肺热，反而会伤到肺，对于孩子来说更是这样。而外治法结合经络按摩是治疗孩子鼻出血的一种好方法，既能退热，还不伤肺。

具体怎么做呢？方法很简单。

擦脚心止血法

配方　大蒜。

用法　将一瓣大蒜除皮露芯，外擦患儿双脚心，可以引肺热下行，治愈鼻出血。左鼻孔出血擦右脚心，右鼻孔出血擦左脚心，如果两个鼻孔都出血，那就两个脚心都擦。早晚各擦一次，连续擦两天即可。

　　每天擦完脚心，还可以给孩子清肺经，这样孩子一般就不会鼻出血了。

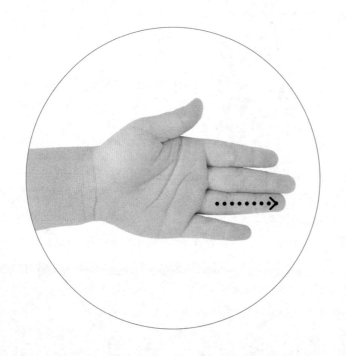

清肺经

方法　家长一只手握住孩子的手，另一只手从孩子无名指指根向指尖方向推。

时间　每天200次。

有位家长跟我说，外擦脚心的时候，用独头蒜效果好。的确，独头蒜味更辛，泻肺热的作用更强，但是不太好买。

我在用这个办法泻肺热的时候，还无意中治好了两个孩子的酒糟鼻（鼻子上反复长疮），什么原因呢？根据医理便可推知，鼻属肺经窍，鼻子上长疮也是肺热太盛的缘故。所以单纯地靠抹一些清热解毒的药膏，只是治标。只有泻去肺热，才能从根本上治好酒糟鼻。

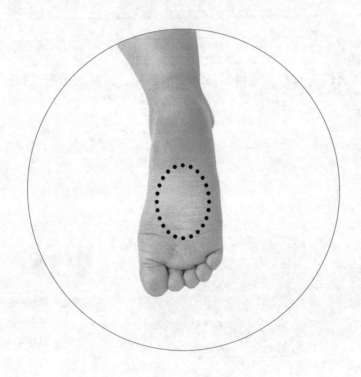

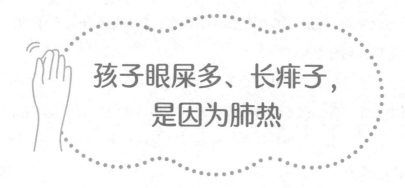

孩子眼屎多、长痱子，
是因为肺热

　　经常有家长抱着生痱子的孩子来我这里看病，有的孩子身上还涂着爽身粉。长痱子很痒，所以孩子总是用手去抓，孩子的皮肤又嫩，很容易就被抓破，从而导致感染。

　　即使这样，来看病的时候，家长还是用睡袋或小棉被把孩子裹得严严实实的。这样的孩子大多有一个外在表现，就是目生"眵"。"眵"是中医术语，其实就是眼睛里的分泌物——眼屎。

　　我们都知道，上火了，眼角会长眼屎。孩子也不例外，只是我们没有留心观察罢了。孩子伤热，表现在眼睛上就是生"眵"，表现在皮肤上则是长痱子。皮肤的好坏取决于肺，这就是中医所说的"肺主皮毛"。所以，很多肺热的孩子不只是干咳，还会长痱子。

　　因此，当家长看到孩子有眵症，您就应该意识到，给孩子穿多了。不管是冬天还是夏天，您都应该给孩子适当减衣服或减被褥，不要等到孩子生了痱子或患了肺热、干咳再去治。

除此之外，您还可以摸摸孩子的耳朵。正常情况下，孩子的耳朵是温的或稍有点凉。

孩子耳朵很热的时候，那他一定是伤热上火了，痱子、干咳也就随之而来。等到孩子的耳朵发烫时，不用量体温，他十有八九在发热！新生儿发热是很危险的，最易导致急性肺炎，所以一定要赶紧送医院治疗。

其实，在孩子肺生热的早期，也就是您看到孩子"目生翳"或者摸到孩子的耳朵发热的时候，他是不用吃药的，您也不用急着找医生。我教给您一种帮新生儿泻肺热的办法：用消完毒的棉签沾上医用的生理盐水，给孩子擦拭鼻孔，每天少则两三次，多则四五次。我把这种疗法叫作"祛翳泻肺法"。

很多家长在给孩子减衣物的同时用这种方法治，孩子的眼屎第二天就消失了。眼屎没了，说明肺热也跟着泻了，痱子也慢慢地退下去，没有再起了。

不知道您试过没有，这样擦鼻子的时候，会感觉有一股清凉之气直通肺腑，很舒服。这是因为鼻为肺窍，通肺脏。清凉之气到达肺之后，能泻肺热、除痱子。在现代医学中，好多治疗咳喘病的吸入法也是依据这个原理。

记得前不久，有一位哺乳期的妇女说，自己跟别的家长一样，给孩子穿得太多，结果孩子除了有很多眼屎，鼻子也很干，经常用手去揉眼睛和鼻子，每次擦得满脸都是鼻涕和眼屎。她想尽了办法，效果都不太好，用了我的方法后，每天醒来后看到孩子脸上很干净，睡得也很安稳，她心里很是欣慰。

说到最后，我还得提醒家长一句，用棉签给孩子擦鼻子的时候，您要把棉签做得尽可能小一些，因为新生儿的鼻子都很小，也很娇嫩，棉签太大可能堵塞孩子的鼻孔。擦的时候也不要太用力，更不要擦得太深，轻轻一沾，稍微一转就可以了。每天只要几次便能起到泻肺热的作用。

　　还有的家长在给孩子擦眼睛的时候总爱用毛巾，结果把孩子的眼睛擦得又红又肿。我告诉大家，以后擦的时候一定要用沾了生理盐水的棉签，这样效果才好。

　　一个小小的细节就能决定宝宝的健康与否，所以我建议每位年轻的家长都要多多了解正确养护孩子的细节。

孩子扁桃体发炎了怎么办

"来，张嘴，让叔叔看看你的嗓子。"这是医生给孩子看病时最常说的话，也是为了诊断孩子最常见的疾病之一——扁桃体炎。这时，医生会拿着一个压舌板压在孩子的舌头上，看他的扁桃体是不是肿大，有没有充血、化脓，以此来诊断孩子的病情是轻还是重。

检查的时候，大一点的孩子还比较配合，小一点的孩子就会使劲地哭闹，非常不方便。其实，家长自己就能看到孩子的扁桃体有没有肿大，而且孩子还不哭不闹。方法很简单，您把吃饭用的小勺柄用医用酒精擦拭一下，压住孩子的舌头就能看清楚了。我那些小病号的父母都学会了这招，他们带孩子来找我看病的时候，都不用我看，进门就说："李大夫，孩子的扁桃体又肿了，您给调调吧。"

正常孩子的扁桃体是藏在咽喉两侧的窝里不出来的，颜色就像半生不熟的西瓜瓤，粉里稍带点红色。孩子扁桃体发炎的时候，它就会不安分地从那个窝里"跳"出来，"西瓜瓤"也变成熟透了的红枣，呈暗红或紫红色。如果您还能在上面看到几个白色的斑点，那就是扁桃体化脓，病得更重了。

扁桃体发炎大多是肺热造成的。扁桃体在人体的上端，肺在呼吸道的最下端，肺热像是一盆炭火，而两个扁桃体就像食物被架在喉咙上用肺火烤，慢慢地，扁桃体会充血、肿大，甚至溃疡。这时候，孩子会开始咽干、疼痛、咽东西困难。

病因找到了，扁桃体炎就不难治了，祛除肺热就是最好的办法。清肺热的方法有两种，一是外清法，一是内清法。要知道，肺是不会无缘无故上火的，小一点的孩子是因为冷暖不能自调——身上衣服穿太多了。

有一次，一位妈妈带着孩子来看病，说孩子总是扁桃体发炎，每个月至少一次，多的时候甚至一个月好几次。

当时正是秋天，天气有点凉，我看到孩子里里外外穿了四层衣服，眼角带着眼屎，还鼻子干、嗓子痛，满脸通红，连鼻子里呼出来的气都是热的。我说："穿这么多衣服，孩子的肺不热才怪呢！"

我让她不要给孩子穿这么多的衣服，并告诉她，衣服穿多了就是孩子扁桃体总发炎的原因。走的时候，她还深有感触地说，本来是心疼孩子，总怕给孩子穿少了会让他着凉，谁承想，反倒害了他。所以说，父母虽然是孩子最好的医生，但有一个前提，那就是要掌握足够多的科学育儿方式。

当然，到了夏天，天气太热，孩子的肺也会伤热。而冬天着了凉，孩子一开始会是伤寒，接着会转化成热。孩子的病不像大人那样转变得很快，所以说风寒和风热都容易让孩子患扁桃体炎，但只要防治得当，就能在早期轻松解决。

一般来说，体质好的孩子咽痛、扁桃体肿大是实火引起的。其实，与其说是"实火"，不如说是"食火"。比如说，鱼、虾、肉类食物吃多了，体内就会生热。对这种孩子，只要管住他的嘴，让他多吃点凉性的水果就行了。如果觉得效果太慢，还可以买些泻肺热的中成药，比如说小儿肺热咳喘颗粒，吃几次就会见效。

　　如果是体质弱的孩子，就要注意了，很多孩子易患扁桃体炎，就是因为体质弱。这样的孩子患扁桃体炎也是因为体内有火，但是是虚火，也就是温火。别以为温火不伤人，不急不慢的火也可以把孩子的扁桃体"烤"得肿大，而且一肿大就不容易消下去。

　　很多家长在给孩子治扁桃体炎时，都走入了误区，有的给孩子用消炎药，有的则是用清热、解毒、泻火的药。这都是不对的，因为体弱的孩子本来就阴虚，身材瘦小不说，吃饭也没胃口，又怕冷，还容易着凉感冒，再用这些药就容易伤到孩子的身体，吃多了，只会把孩子治得越来越虚，发病也越来越频繁。

　　怎样才能知道孩子是不是阴虚体质呢？扁桃体发炎的人，应该是浑身发热。如果是小一点的婴幼儿，他的络脉都已经过了风关。体壮的孩子，其络脉是血红色的，阴虚的孩子则是青紫色。对他们来说，养阴就成了治疗扁桃体炎的关键。

　　中医讲，生津才能养阴，孩子就像一棵小树苗，需要细雨的滋润才能慢慢地成长起来，而中药里的麦冬就有生津养阴的疗效。您的孩子要是阴虚，就可以这么做：

麦冬糯米粥	配方	麦冬 5 克，糯米适量，冰糖适量。
	用法	把麦冬放在水里泡半小时，然后放进水里煮，开锅后再继续用小火煮 20 分钟，把药渣去掉。用煮好的麦冬水加入糯米给孩子熬粥，不要煮得太稠。熬好的粥会有点药味，这时，您可以放点冰糖，早晚给孩子熬两次喝。如果是在冬天，就给孩子喝一个月，夏天就喝两个月。喝粥的量可以根据孩子的年龄大小，喝 1 ～ 2 小碗。

喝上一段时间，孩子由虚火引起的扁桃体炎就会被这春天细雨般的麦冬慢慢地"滋润"掉，而且再也不会复发。

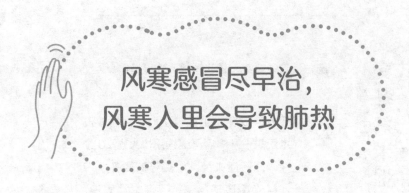

风寒感冒尽早治，
风寒入里会导致肺热

有一次，一位家长带着孩子来找我看病，说孩子已经吃了三次退热药，每次吃下去，孩子没一会儿就会发汗，汗一出，烧就退了。但每次只管用五六个小时，药劲下去烧又上来了，而且一次比一次烧得厉害。

家长还说，刚开始孩子只是怕冷，稍微有点发热。她以为只是轻微的感冒，估计扛扛就过去了，也就没有给孩子吃药，谁知道现在越烧温度越高。孩子一会儿说冷，一会儿说热的，让她很着急。

我看孩子的额头还微微有汗渗出来，穿得也很厚，头热身冷，还忽冷忽热的。除此之外，孩子还说口渴，但没喝几口水就吐了出来。我问孩子哪里不舒服，他回答的声音虽然不大，但我们都听得很清楚，孩子却像没听见自己说话似的，又重复说了一遍。

我告诉孩子的妈妈，不能再给他吃退热药了，而应该喝小柴胡冲剂。另外，孩子能喝下去水的时候再给他喝点水，不要让他缺水。如果烧退不了，再来复诊。她不太放心，说怕晚上孩子再烧时找不到我，走的时候还问我要了手机号。

结果，我第二天才接到那位家长的电话。她说，喝了两次小柴胡冲剂，孩子的体温慢慢就降下来了。现在，孩子的体温是36.7℃，差不多正常了。她估计孩子再吃两次就没事了，还一直说"谢谢"。

刚开始，这个孩子只是风寒感冒，本来喝点热的或者吃点发汗的药就好了，家长却以为孩子扛扛就过去了，谁想不但没扛过去，病情反倒加重了。这就是风寒入里，寒证变成了热证。怕冷说明孩子的症状还轻，忽冷忽热就意味着情况严重了，症状轻的时候，发汗能解决。孩子忽冷忽热时，也去给他发汗，不但解决不了问题，病情还会加重。

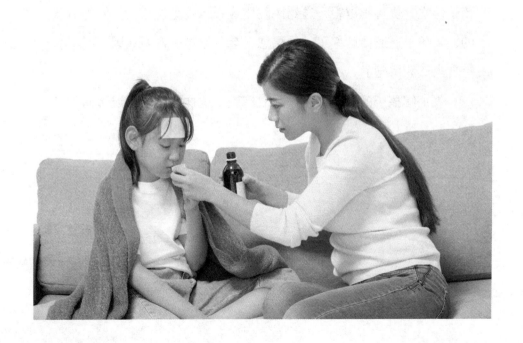

这就好像带兵打仗，风寒就像敌人，它刚来的时候，失于防范，没把人家当回事，没及时把它赶回去。随着敌人的纵深侵入，才意识到问题的严重性，但这时去抵抗也只能是损兵折将。那这个时候怎么办？只能讲和，用柴胡去讲"和"。

柴胡的功效是和解少阳，寒入里转化成热，中医把这种寒热往来的症状叫作少阳证，是病入肌肉、经络的意思。在这种情况下，孩子会呕吐、心烦、胸闷、口苦、耳鸣，有时候会听不清别人说话——也难怪孩子当时的反应有点迟钝。这个时候就不能再发汗、退热了，因为这是在硬碰硬，反而会加重病情，所以一定要记住以"和"为贵。

好多家长一看到孩子发热，也不问病因，只管给孩子发汗，吃退热药。记得有一位家长因为孩子身体发热就给他吃退热药，结果孩子越吃，烧得越厉害，送到医院一检查，医生说那只是便秘引起的，给孩子通通便就好了。如果您学会了给孩子辨明病因，就不会出现类似的情况了。

先了解孩子的病情，再去采取措施，这样才不会因误诊而伤了孩子的身体。

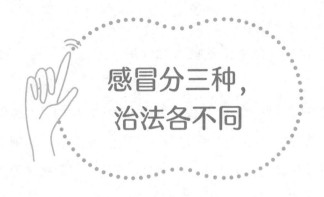

感冒分三种，
治法各不同

医药方面的广告经常宣传说，某某药通治所有感冒。您千万不要轻信，目前是没有哪一种感冒药能通治孩子感冒的，所以一定要辨清孩子的症状，才能正确无误地给他治好感冒。

感冒素有"百病之首"一说，细论起来，它也分很多种，比如着凉感冒（也就是中医所说的风寒感冒）是生活中最常见的，大多数家长都能辨别清楚。一看到孩子流清鼻涕、怕冷、发热、头痛，也不出汗，就知道他是衣服穿少了，着凉了，给孩子吃点感冒药就可以。比如儿感清口服液，能够治疗孩子的外感风寒感冒。

同样是发热、头痛、鼻塞，但流的是稠鼻涕，孩子还满脸通红、口很干、一个劲地要喝水。另外，舌苔不但不是那种正常的薄白，而是黄色的，舌体通红，这就是热证，也就是风热感冒。热本来就伤津，汗也是津，如果再吃感冒药发汗，津液就会流失更多，病情反而会加重。这时，家长可以给孩子吃小儿感冒清热颗粒，这种药药性偏凉，不要多吃，吃的时间也不要太长，以免引起孩子腹泻。

同样是感冒，两种治法就大相径庭，怎么可能用一种药通治呢？

感冒不单是这两种，比如说在炎热的夏天发生的暑湿感冒。这种感冒也有头晕、头痛、鼻塞等症状，但更多的是胃肠不舒服，像恶心、呕吐、腹泻、食欲不振等，而且小便发黄。另外，舌苔也和风寒感冒时的舌苔有所区别。风热感冒时，舌苔黄而干，像旱地。如果舌苔黄而腻，像湿地，那就是暑湿引起的感冒。

家长可以给孩子喝藿香正气水，里面含酒精，有些孩子可能喝不了。家长可以给孩子吃藿香正气软胶囊，软胶囊比普通的胶囊粒小，还比较容易吞咽，里面的浓缩提取液效果更好。

我们常说的流行性感冒，中医叫"时邪感冒"。"时邪"就是指瘟病，这种感冒传染性很强，家里一个人发病了，明天就是两个人生病，后天就是一家，而且这种感冒来势很猛，一开始就发高热，体温甚至会到39℃、40℃，但之前一点症状也没有，它也不像风寒感冒那样，流了一两天鼻涕才开始发热，让人防不胜防。流行性感冒一发作起来，人就浑身难受，用患者的一句话说就是——"我全身都疼，哪里都不舒服"。

中医治疗感冒时有四句话：辛温解表，辛凉解表，清暑解表，清热解毒。这不需要您去理解那些深奥的中医理论，只要弄懂一个"解"字，这几种感冒就能全部搞定了。

风寒感冒了，就喝点姜汤发发汗；风热感冒了，就泡点薄荷和菊花茶来驱热；暑湿感冒了，熬点绿豆粥喝，祛暑湿。

另外，孩子传染流感后，浑身酸痛，只要体温没超过 38℃，您就可以用外治法给孩子治。

驱热外治法

配方　银翘解毒片一粒，麝香追风膏。

用法　将银翘解毒片捣碎，加入一滴水拌成膏状，然后把药放在麝香追风膏上，贴在孩子足底的涌泉穴。

为了使药效更好地发挥，您可以在贴之前先用温水给孩子泡泡脚，每晚睡前给孩子贴一次。只需两次，孩子的低热就会减退，浑身酸痛的症状也会减轻，流行性感冒在初期就这样被"解决"了。

除流感发病比较急之外，风寒、风热、暑湿在症状轻的时候，您都可以及早地防治。另外，好多病都是感冒诱发的，如不及早采取有效的治疗措施，就会酿成大患，比如病毒性心肌炎等。所以，感冒不能轻视，尤其是小儿感冒。

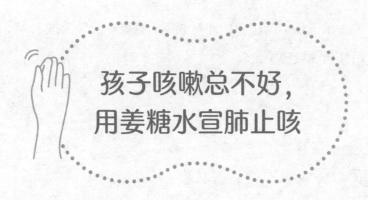

孩子咳嗽总不好，用姜糖水宣肺止咳

有一次，一位家长带孩子来找我看病时说："大夫，孩子咳嗽，我煮了点梨水，还加了点冰糖，他都喝了一天，怎么也不见好，反而还有点加重了。"

那时候刚入冬，风很凉，家长说前一天孩子穿得少，今天就怕冷、咳嗽、流清鼻涕，还有点发热，全身都不舒服。说着，孩子就咳出了一口痰，又清又稀，和唾液差不多。看到这，我就告诉家长，不要再给孩子喝梨水了，这是不对的，否则咳嗽会越来越重。

我让她回去后给孩子多喝点热的姜糖水，发发汗就会好，也不用再吃药。家长按我说的去做了，孩子的咳嗽果然很快就好了。

这时候，有的家长会感到奇怪，"我也经常给孩子煮梨水治咳嗽，效果也可以呀，怎么他用就不行了呢？"其实，不是什么咳嗽都可以通过喝梨水来治的。

比如说，治风寒咳嗽，喝梨水就不对。这个孩子得的就是风寒咳嗽，流清鼻涕、怕冷等都是风寒的症状，当然，这还不足以为证。孩子咳出来的痰像清稀的白色唾液一样，这就是风寒伤肺、肺气不宣的表现。中医有句话叫"寒者热之，热者寒之"，意思就是说着凉了应该发发汗，伤热了应该清清热。梨本来不是凉性的水果，但它能清热、化痰、生津、润燥，所以用它来治风寒咳嗽不但不管用，还会雪上加霜，使咳嗽加重。

要想把这种寒引起的咳嗽赶出去不难，用热的方法就能把寒气"宣"出去，"宣"就是发汗的意思。这也正是肺的宣发和肃降的功能，用温热助肺的方式把寒气排出体外，病自然就会好。

伤寒了可以宣肺止咳，那伤热了该怎么办？您可以用梨水这种凉性的药来清热，咳嗽自然就会好。

风热咳嗽和风寒咳嗽有很大的区别，风寒咳嗽流的是清鼻涕，而风热咳嗽流的是脓鼻涕，有时候甚至没有鼻涕，鼻子还很干。伤寒了，人会面色惨白；伤热了，则是满脸通红。还有最主要的一点，风热咳嗽咳出来的痰不是清稀的，而是腥味很重的黄稠痰。

风热引起的咳嗽大多发生在秋夏季节，因为这时候天气热、干燥，燥和热最容易损伤娇嫩的肺脏。小孩子的病转变得快，刚开始虽说是风寒引起的咳嗽，但没过几天，鼻涕就会由清变稠，痰也会由清痰变成黄痰，这就是风寒入里化热的缘故。所以，如果没有及时治疗，孩子的风寒咳嗽就会变成风热咳嗽，这时候您可以给他喝梨水清肺热。现在，药店里有很多种止咳药，有些家长看到孩子咳嗽，贪图方便就去药店买些回来给孩子吃。其实，这些药也分治风寒咳嗽和风热咳嗽的，您买的时候一定要看清楚，问清楚，不要冷热不分，就拿来给孩子止咳。

鲜竹沥，化痰的良药

孩子生痰的主要原因是感冒，也就是中医所说的外感风寒或风热。感冒最常见的症状就是流鼻涕和生痰。鼻涕和痰，一种是鼻腔里的分泌物，一种是气管里的分泌物。鼻腔和气管都属于呼吸道，只是一个在上，一个在下，所以说痰和鼻涕都是肺表现于外的病理产物。鼻涕就相当于痰，寒生清痰，热生黄痰。

几个月大的孩子，鼻孔里是很干净的，如果您看到孩子流清鼻涕，那就是他体内有痰了，而且是清痰。有人说，那是鼻涕不是痰。错！因为鼻是肺窍，着凉感冒也是肺先着凉，和肺相通的是鼻子，流鼻涕、生痰就是肺气不宣的表现。

热痰就更容易鉴别了。用中医的话来形容孩子的呼吸就是"气若游丝，似有似无"，孩子睡觉的时候更是安静、祥和。但孩子的鼻孔如果被黏稠的鼻涕堵住了，那他睡觉的时候就会气粗，张嘴吸气。而且孩子鼻子干，上面还黏有很多鼻痂。孩子的鼻涕是稠的，痰也是稠的，这就是黄痰。

无论是哪种痰，化痰才是最好的办法。西药有化痰的药，但孩子不能吃，因为副作用太大。中药苦，小孩子更是难以下咽，几个月大的孩子能吃的食物就是母乳，那么家长就完全可以通过母乳来治疗孩子的病。这就是中医所说的"子病母治"。

有一种药叫作鲜竹沥，它的祛痰效果就不错，安全又没有副作用。我还在学习中医的时候，看到一个很有名气的儿科老中医给孩子治咳嗽时，每次都要开这种药。小孩子每次要喝一支，但如果是妈妈喝，就要喝2～3支，每天三次，因为乳汁里能代谢药效的10%就足够给几个月大的孩子祛痰了。

曾有家长问我："那不管是寒痰还是热痰，孩子都可以喝这个药吗？"是的。中医有句话叫"小儿阳常有余，阴常不足"，也就是说小孩子生机蓬勃，但容易着凉，而且所有的寒证都很容易入里化热，变成热证。您要是留意，就会知道孩子第一天感冒着凉是流清鼻涕，第二天就会是黏稠鼻涕了，这就是寒证变成热证的表现。所以等到发觉的时候，孩子的寒证大多数已经热化了，这种情况在几个月大的孩子身上表现得更为明显。

有的时候，家长看到孩子生病，心里难受，总想着如果自己能代替孩子生病，那该多好呀！其实，代儿吃药和代替孩子生病没有什么区别，都是为了让孩子健康成长，都是做妈妈的对孩子无私的爱。"谁言寸草心，报得三春晖"啊！

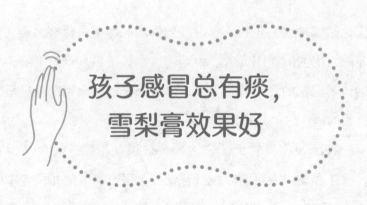

孩子感冒总有痰，雪梨膏效果好

有些孩子咳嗽的时候会咯痰，因为痰太黏稠，阻在气管里，所以，总是憋得满脸通红，咳多了还会引起呕吐，有的孩子甚至会把饭都吐出来了，好多家长都遇到过这样的问题。

有的家长说："我有办法，给孩子煮梨水喝呀！"这个方法是不错，但只对轻症的风热感冒引起的咳嗽管用，面对病入里引起的痰黏稠，就显得有些力量不足了。同样是煮梨水，您可以加入一些成分来增强功效，以祛除这些顽固不化的痰。中医有句话叫"祛痰如奔马"，选对了办法，祛痰就会像驱赶奔驰的马一样，瞬间即逝。虽然这话有点夸张，可多年的临床经验证实，用我这个方法祛痰效果真的很不错。

雪梨性凉，可以润肺生津，把痰稀释；生姜性温，可以调理脾胃，帮助脾把痰化开；而薄荷可以清热解毒，除痰开窍，彻底把痰清除。这倒也像中医治病时所说的君臣佐使：雪梨是"君"，生姜是"臣"，薄荷则担当"佐"和"使"两个职务，把痰打扫得干干净净。

祛痰雪梨膏

配方　雪梨汁 250 毫升，生姜汁 50 毫升，蜂蜜 120 毫升，薄荷末 50 克，水 1 升。

用法　把雪梨汁、生姜汁、蜂蜜、薄荷末放在一起拌匀后加入水，放在锅里煮，开锅后用小火煮 1 小时左右，自制的雪梨膏就加工成了。

喝自制的雪梨膏不像平时喝药，得规定早中晚各喝多少量，只要孩子愿意喝，您让他多喝几口，多喝几次也无妨，一天四五次，甚至七八次都可以，这样效果会更好。而且，它适用于每一个咳黏稠痰的孩子。

好多祛痰的中成药口服液药味太浓，孩子咽下去的时候总觉得恶心。而且，好多口服液都含有西药的祛痰成分，孩子喝了之后，咳嗽是好一些了，可治标不治本。而自制的雪梨膏能在润肺的基础上祛除黏痰，而且它药性柔和。

肺就喜欢这种性子的药，因为它本身就很嫩，药性太猛倒成了对它的摧残。更何况，这种药的对象是孩子而不是成人。再加上它味甜，还稍微有点凉，孩子喝完后，嘴里像是刚嚼过口香糖，所以很喜欢。

除了用雪梨膏润肺祛痰外，您还需要保持周围环境的湿润，必要时可以用加湿器来保持室内的湿度，相对湿度40%～60%即可。对婴幼儿来说，室内的温度也不宜太高。

好多家长说，"40%～60%的湿度不好掌握，那是一种什么样的感觉？"其实很简单，对湿度最敏感的是鼻腔的黏膜。冬天暖气太热，屋里太干燥的时候，先是鼻子干，然后是口干咽燥。如果屋里面放了加湿器，鼻子不干，呼出的气不是热的，那就说明湿度够。再说了，肺和鼻子都是呼吸器官，鼻子舒服了，肺自然也很舒服，这就是室内相对湿度够的感觉。

需要说明的是，哺乳期的妇女在这个时候一定要戒掉辛热的食物，吃些性凉的水果，让乳汁变得清淡，这对改变孩子痰多黏稠的状况很有帮助。

冬天，孩子容易着凉咳嗽；夏天，孩子容易伤热咳嗽。不管是由寒转成热，还是由热变成咳黏稠痰，这都只是孩子病情由浅入深所必经的阶段。如果孩子的痰黏稠没有得到及时的治疗，那黏痰就会阻塞肺发展成喘，喘会伤肺气，而且最易缠绵难愈，这时，外感的疾病也就变成了内伤，所以您一定要加以重视。

有的家长经历过孩子的支气管哮喘，有些小孩子甚至患有喘息性支气管炎，这些都是让家长头疼的事。让很多家长更头疼的是，它还会留下后遗症，孩子成年后，一旦感冒、咳嗽就会诱发哮喘。如果您学会了制作雪梨膏，让您头疼的事就永远不会发生了。

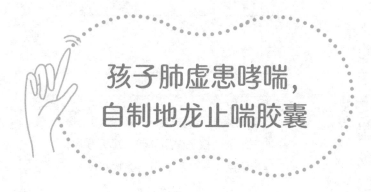

孩子肺虚患哮喘，
自制地龙止喘胶囊

孩子除了发热感冒外，最让医生和父母头痛的就是过敏性哮喘。经常有家长带着这样的孩子来找我看病，而且大多数人都是事先找西医看过，效果不明显才来找的我。

西医把冷、热、粉尘、花粉等这些致敏源定为引起过敏性哮喘的罪魁祸首，中医却把这些因素统统视为外感邪气，并认为是这些邪气影响到了肺、脾、肾三脏对痰或水液的代谢而导致哮喘。所以说，祛痰、定喘、强肺脾肾三脏就成了治愈过敏性哮喘的关键。

中药地龙就是专门应对过敏性哮喘的，在孩子因过敏而出现哮喘的时候，一用地龙，症状很快就能缓解。怎么做呢？

地龙止喘胶囊

配方　地龙适量。

用法　将地龙烘干，研成末，装成胶囊。每次在饭前给孩子服用 4 粒，每天 3 次，连着服用 1 ～ 2 周，直到症状减轻。

　　地龙归肺经，能平喘，而且没有副作用。好多孩子因为用了地龙而减少了激素的用量，有的甚至再也没有用过激素。

　　当然，如果您想完全根治，单凭一味地龙是不够的，还要结合经络按摩、中药外敷等方法来治疗。

　　除了服用地龙外，还要取定喘、天突、内关三大穴位。用大拇指按逆时针方向按揉这三个穴位各 50 次，每天两次。喘是肺虚症，按逆时针方向揉是在补肺定喘。如果孩子还有咳嗽痰多的情况，还要加上按摩膻中、丰隆两处穴位。有痰说明孩子患的是实证，要按顺时针方向按摩才能泻肺祛痰。

　　在哮喘的发作期，用地龙配合经络按摩来治，症状很快就会减轻。如果发作期已过，到了缓解期，您也不要掉以轻心，而应该乘胜追击，从病根上巩固治疗。过敏性哮喘的病根是因为肺、脾、肾三脏的功能不足，也就是虚，所以在缓解期，您一定要帮孩子按摩肺俞、肾俞和脾俞。每天两次，每个穴位按逆时针方向各按摩 50 次。

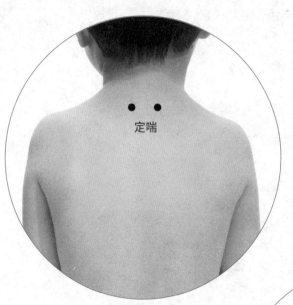

方法 第七颈椎棘突下，旁开 0.5 寸处，家长可以用大拇指按逆时针方向按揉此穴。

时间 早晚各按揉 50 次。

天突

方法 天突穴位于人体颈部，前正中线上，两锁骨中间，胸骨上窝中央，家长可以用大拇指按逆时针方向按揉此穴。

时间 早晚各按揉 50 次。

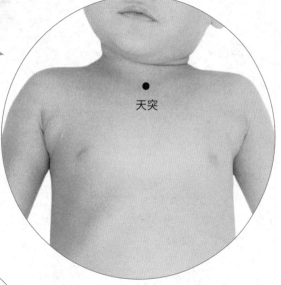

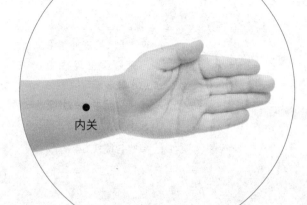

内关

方法 内关在人体的前臂掌侧，腕横纹中央向上 2 寸的位置，家长可以用大拇指按逆时针方向按揉此穴。

时间 早晚各按揉 50 次。

膻中

方法 膻中穴在胸部前正中
线上，两乳头连线的
中点。您可以面对孩
子，用中指指肚帮孩
子按揉此穴。

时间 早晚各按揉 50 次。

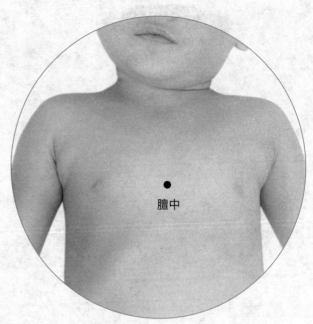

膻中

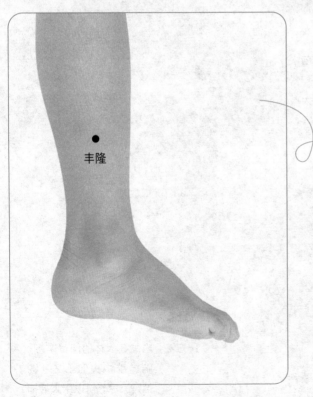

丰隆

丰隆

方法 丰隆穴位于足外踝上
8 寸（大约在外膝眼
与外踝尖的连线中
点）处。您可以面对
孩子，用中指指肚帮
孩子按揉此穴。

时间 早晚各按揉 50 次。

肺俞

方法 肺俞穴位于第三胸椎棘突下，后正中线旁开 1.5 寸。家长可以一手扶着孩子，一手用大拇指按揉此穴。

时间 早晚各按揉 50 次。

脾俞

方法 脾俞穴第十一胸椎棘突下，后正中线旁开 1.5 寸的位置。家长可以一手扶着孩子，一手用大拇指按揉此穴。

时间 早晚各按揉 50 次。

肾俞

方法 肾俞穴在第二腰椎的棘突下，旁开 1.5 寸处。家长可以一手扶着孩子，一手用大拇指按揉此穴。

时间 早晚各按揉 50 次。

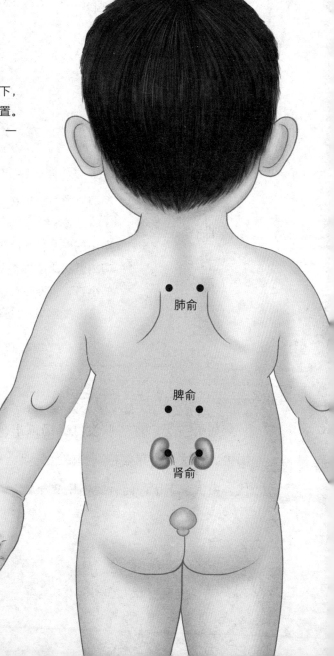

肺俞

脾俞

肾俞

中医有一种治病的理念叫冬病夏治，听起来很神奇，其实一点也不神奇。在天气炎热，尤其是三伏天的时候，皮肤和腠理是敞开的，邪气浮在人体的表皮，所以那些陈年堆积在身体里的邪气在这个时候最容易透穴而出。

治顽固的过敏性哮喘就可以用这个方法：

过敏性哮喘外敷方	配方	白芥子 21 克，延胡索 21 克，甘遂 12 克，细辛 12 克，生姜汁。
	用法	将白芥子、延胡索、甘遂、细辛研成末，分成 3 份，每隔 10 天用 1 份。每次用的时候，取药末 1 份，加生姜汁调成膏状，捏成 4 个 1 分钱硬币大小的小饼，分别贴在肺俞、心俞、膈俞和膻中穴上，过 2 ～ 4 小时揭去。

如果孩子出现皮肤发红，局部出现小疱疹的症状，可以提前揭去。在这里，我要特别提醒您的是，贴药的时间为每年夏天的初伏、中伏、末伏，而且要连用 3 年。

白芥子能温肺化痰，甘遂逐水去痰饮，细辛可以散寒通窍，延胡索则可以帮助这些药来行气。白芥子的化，甘遂的逐，细辛的散，延胡索的行，四效合一就能把难治的过敏性哮喘硬生生地赶出体外。

过敏也会像其他的邪气一样，专门欺负体弱的孩子，所以加强孩子的锻炼，增强孩子的体质非常有必要，尤其是在寒冷的冬季和春暖花开的春季，这时候，孩子的哮喘一般会加重。所以您要记得给孩子戴上口罩，而且家里面要经常开窗通风，保持空气的流通。另外，油腻、辛辣以及海鲜等容易引起过敏的食物要尽量少吃。

中药调治、经络按摩再加上您的贴心照顾，再顽固的哮喘也会被治愈的。

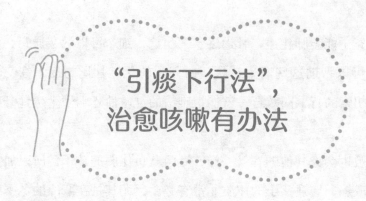

"引痰下行法"，
治愈咳嗽有办法

新搬来的邻居家里有一个 5 岁的小女孩，叫琪琪。一天出门，我正巧遇到了刚从医院回来的母女俩。妈妈说："琪琪前段时间感冒了，拖了很长时间也没好，现在转成了哮喘，刚给孩子输完液回来。"

她说，刚开始孩子只是感冒、咳嗽，自己到药房里买了些治感冒、咳嗽的药。孩子吃了几天，好了很多，她就没太在意了。后来有类似的症状，她就又给孩子吃点药，等孩子好点，就没有再让她吃了。

入冬后，天气一凉，孩子"旧"的感冒还没好，又染上了感冒，这么一折腾，前后都快一个月了。最近，孩子晚上睡觉的时候不能躺下，一躺下就咳嗽得厉害，有痰也咳不出来。孩子每次咳嗽的时候，都憋得难受，等到好不容易睡着了，反倒打起了呼噜。原来只听说大人睡觉打呼噜，从没有听过孩子睡觉时也会这样，那声音就像是拉锯，一来一回，一应一合，一晚上还会咳醒好几次。看到孩子这样，她心里很难受。

到医院一检查，医生说孩子患了哮喘，肺里有点轻微的炎症，给孩子输输液就好了。结果孩子断断续续地输了好几次，炎症是下去了，可还是喘个不停。

我看了看孩子，就让她回家后试着给孩子用点外敷的药。

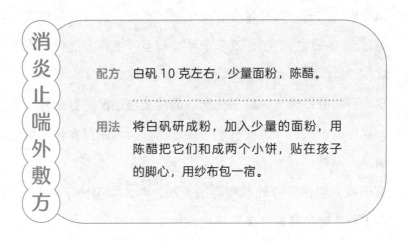

消炎止喘外敷方

配方 白矾10克左右，少量面粉，陈醋。

用法 将白矾研成粉，加入少量的面粉，用陈醋把它们和成两个小饼，贴在孩子的脚心，用纱布包一宿。

几天后的一个晚上，琪琪的妈妈来我家串门，说孩子刚用了两次，晚上睡觉就安稳了，她再也没听到拉锯似的声音，痰也少了很多。昨天晚上，她又给孩子包了一宿，也没有让她吃药，孩子的哮喘竟然好了。

哮喘是孩子很容易得的病。哮就是形容呼吸的声音比较响，像在吹笛子或者拉锯；喘就是气不够用，上气不接下气的感觉。哮喘患者就像刚跑了几百米回来，气急而且短。中医讲，哮必兼喘，有哮就有喘，所以它把二者合在一起作为病名。

孩子得哮喘的原因有外感和内伤两种，外感风寒和风热后形成痰引起的哮喘还容易治，清清热、发发汗就能把痰赶出去，哮喘也就止住了。但内伤引起的哮喘就不一样了，它是体内先有"内奸"（潜伏在体内的痰），随后外感风寒、风热，再加上不良生活习惯等原因，总之，是内外病邪夹击人体的结果。

体内主管痰的器官有三个——肺、脾、肾，其中，脾湿生痰，肺是储存痰的器官，而肾是主管痰生成的水道，这三个器官各司其职。不过，人一旦生病了，这三个器官就会滋生许多潜伏在体内的痰，故称"伏痰"。

孩子的肺脏娇嫩，脾脏消化水谷的功能也还没发育完善。肾也一样，这样，内因和外感便有了可乘之机，所以她很容易因痰而引发哮喘。

前面我介绍过一种外敷脚心的方法，叫作"引痰下行法"，它能使痰下行，通过肾经这条管道把痰排出去。咳嗽的时间长了，痰就变得黏稠了，不容易被排出。而这个方法就像牵牛，牛牵着不走时就打它的后腿，"另谋出路"。

涌泉穴是肾经的要穴，而白矾是一种排毒祛痰的药，不管是有形的痰还是无形的痰，它都能祛。把白矾贴敷在肾经的涌泉穴，更能促进痰毒排出。讲到这儿的时候，琪琪的妈妈突然说道："只贴了一天，孩子的小便就不黄了，原来是痰毒排出来了。"

我上面说到了，生活中的不良习惯会触动体内的伏痰。琪琪家的情况就是这样：去琪琪家串门时我发现，她们家吃早点时，两个大人喝粥、吃咸菜，孩子也跟着吃。其实，这是不对的。大人吃咸

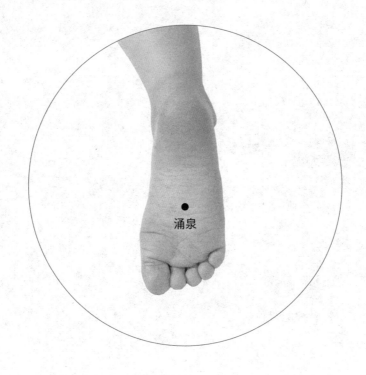

涌泉

菜觉得口快，孩子就不一样，咸最易入肾生痰。不单是咸菜，那些腌制的食品对孩子来说，更是有百害而无一利。

我告诉琪琪的妈妈，吃早点的时候，不要再图省事吃咸菜，而要做点凉拌菜，像菠菜、芹菜、胡萝卜这样的小凉菜。孩子吃了不仅能补充营养，还不会生痰。

另外，酸性食物和像鱼这样的发物，以及一些带有刺激性气味的食物都能诱发孩子体内的伏痰。所以您在饮食上一定要留心，不要因为自己的偏好，让孩子也去吃……

您只有内因、外因都为孩子考虑到了，才能彻底切断哮喘的病根。

第5章

妈妈孕前、孕中这么做，就能养好孩子的脾胃和肺

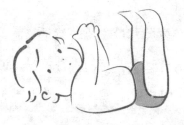

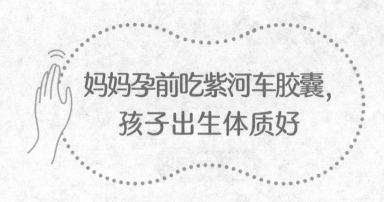

妈妈孕前吃紫河车胶囊，
孩子出生体质好

我的一个好朋友 30 多岁，事业有成，打算生宝宝，向我讨教秘方。其实哪有什么秘方？准爸爸和准妈妈要做的关键就是调肾气、强肾精，这样才能孕育出健康的宝宝。

要知道，生儿育女就像种地一样，您播下什么样的种子，就会生长出什么样的苗来。

所以调治孩子的身体，最好能从孕前和孕期开始，不把任何一点不良因素遗传给孩子。

《幼幼集成》中说："凡男女胎孕所由，总在血气，若血气和平壮盛者，无不孕育。"

意思就是说，孕育胎儿最主要的就是气血，气血和平就是体内的新陈代谢要正常。我这个朋友的舌苔黄厚，说明他体内有热，气血不和平。如果这个时候他不调气血，那气血热，精也会是热的。

怎么调气血呢？

有的人喜欢喝酒，酒性湿热，喝完酒后行房事，这时候的精子也会带着湿热，这就应了中医的一句话："精多湿热，则他日痘疹、惊风、脾败之患。"难怪有的孩子刚生下来，皮肤一点都不光滑，还经常出疹子、发皮肤病，容易惊风、抽搐。有人说这是遗传，其实不是，而是精气里带着湿热受孕的结果。所以，您打算怀宝宝的时候一定要提前戒酒。

另外，打算怀孕的时候，您不能吃药，尤其是西药，因为吃药更伤精。我这位朋友气血热，是热在内，而水果大多性寒凉，在饭后两小时后空腹吃，水果的寒凉药性就能充分地发挥出来。吃了半个月，他的舌苔就变成了一层薄白苔，说明内热已经清除，气血已经调和，但我还是让他坚持每天午饭后两小时吃半个苹果。又过了几天，他的身体里的内热已经完全清除了。

我朋友的体质还算好的，就是容易上火。相反，有的人身体比较虚，身高一米七多，体重才55千克，这种人的舌苔别说厚，简直就是无苔或少苔。伸出来的舌头就像刚从水里捞出来的一样，中医叫这种舌苔为"水滑苔"。

无苔或水滑苔就代表人体内有虚寒，这样的人最容易精滑、精清、精冷，在这种情况下受孕，生下来的孩子大多会先天不足，表现出胆小、体弱、多病、易出虚汗等症状。

所以，体内有虚寒的人在受孕前更需要调养。怎么调呢？驱寒用热性的食物，牛肉、羊肉都是性温的食物，每天至少喝1～2次羊肉汤或牛肉汤。

另外，您可以吃点葱白，要生吃，而藕、螃蟹这类阴寒比较重的食物则要少吃。您还可以喝点大米酿制的低度酒，每天50克即可。

这样，最多半个来月，水滑无苔就会变成薄白的正常苔。

舌苔转至正常，说明体内的寒热调好了，这时候您一定要吃能够使男子强精、女子熟卵的紫河车胶囊。

《本草纲目》中说："紫河车，补气、补血、益精，治虚损、盗汗、遗精、阳痿、不孕等症。"每天繁重的工作和精神压力会使人身虚精损，所以我们常常会觉得心有余而力不足。而紫河车可以让人的气血调和、旺盛，吃了它就会心有余力也足。

而且，紫河车不同于人参之类的补药，它补而不腻，还不容易上火。您想受孕的时候，不管是哪一个季节都可以吃，但应该是在舌苔薄白、气血调和的情况下服用。

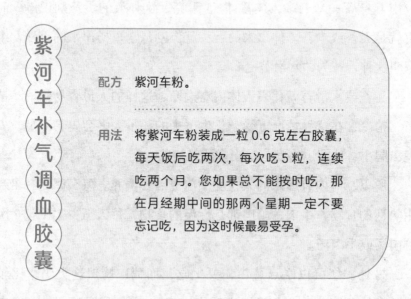

紫河车补气调血胶囊

配方　紫河车粉。

用法　将紫河车粉装成一粒 0.6 克左右胶囊，每天饭后吃两次，每次吃 5 粒，连续吃两个月。您如果总不能按时吃，那在月经期中间的那两个星期一定不要忘记吃，因为这时候最易受孕。

您如果想在冬季怀孕，吃的时候可以加一粒。如果想在夏天怀孕，那就减一粒，吃 2 ～ 3 个月，直到受孕为止。

有人为了怀孕，会打激素针强精或促进排卵，这样不但花钱，而且收效甚微，效果远不如紫河车好。而且，研究结果证明，紫河车不但可以促使睾丸兴奋，还能产生雌激素和孕激素。所以有人把它称作不是激素的孕激素，一点也不为过。不少经我指点抱得宝宝的父母，在女方怀孕后都跑来感谢我。要我说，大家不应该感谢我，而应该感谢紫河车，感谢中医！

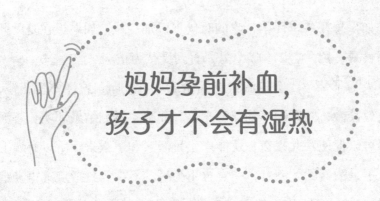

妈妈孕前补血，
孩子才不会有湿热

有一次，我碰到一位妇女带着一个 2 岁左右的小男孩，孩子嘴角两侧的半边脸几乎全是湿疹，很难看。

他的妈妈说，别看孩子的脸现在这样，但只要一用激素类的软膏，很快就能好，跟没事一样。可一旦停了药，用不了一两天，湿疹很快就会冒出来。

医生曾告诫她，不要再给孩子用激素了，因为这样不但会降低孩子的免疫力，还会引起骨质疏松和缺钙等。而且医生还说，孩子的湿疹是因为她怀孕的时候吃过多辛辣的东西引起的。她听后非常后悔。

从这个例子，您就能看出孕期的调理对还没出生的宝宝来说有多重要。其实，女性的孕前调养也非常重要。俗话说，孩子的好多病都是从娘胎里带出来的。如果在孕前和孕期都注意调养了，那您给孩子带来的就会是健康。

女性怀孕前怎么调养才最好呢？主要调两方面：一是调经血，

二是调白带。孕育胎儿的地方是女性的胞宫，也就是子宫，经血和白带都来自这里，所以它的功能是不是正常就要看月经和白带了。

您还记得向我讨要生孩子秘诀的那位朋友吗？他的妻子说最近月经还算正常，就是有紫色的血块，来月经时肚子还有点痛，问我要不要调调月经。

我没让她吃调经的药，只是让她每晚睡觉前泡泡脚。在倒好的半盆开水里放些红花（不用太多），然后把脚放在上面熏，熏完后再泡，连着泡上十几天。

她再来月经的时候，就没有紫色的血块了，肚子也不痛了，这是红花通经络、活血化瘀作用的结果。

除此之外，她身体偏瘦，工作也比较累，经常会出虚汗，问我是不是要吃紫河车胶囊。我看了看她的舌苔，挺正常的，就告诉她不用吃。但因为女人主气要养阴，我就让她喝点太子参泡的茶，因为太子参是众多参类中唯一一种既补气又养阴的。

从药房里买回来的太子参都是干燥处理过的，所以要先像泡茶一样，用开水冲洗一次后再泡，而且要用保温杯盖上盖子久泡，这样太子参的药性才能出来。泡出来的水药味很浓，这样才算是泡出了太子参的药效。每次用 10 来克的太子参泡 3 天，药味才会淡去。每天不拘多少，喝四五杯都可以，然后倒掉再重新泡。

另外，调经血是血枯者的关键。成药里的八珍益母丸可以培补正气、调经血。您如果买不到，可以直接吃阿胶。药房里制好的阿胶就像我们平时吃的巧克力块，上面还有分好的线，一块 10 克，每次就吃 10 克，用手一掰就开了。阿胶用开水泡是泡不开的，得放在水里煮才会化。吃完了阿胶，您还要多喝两杯水漱漱口。

体虚容易上火的人吃阿胶可能会牙龈肿大、口腔溃疡，甚至脸上长痘痘，所以在吃阿胶的同时，您每天下午一定要吃点水果，这样才不会上火。

阿胶最主要的功效就是补血、生血，这比打补血针的效果还好。吃阿胶一段时间后，经血就会慢慢地由少变多，直到正常，女性子宫这块干涸的土地就会得到雨露的"滋润"而变得肥沃。

有的女性经血多，一来就是七八天，甚至是十几天，时断时续。这就是热入血室，也就是子宫伤热导致的。月经过多要不是内热引起的，就是外热导致的。

内热是指这个人的脾气太坏，肝火太旺，动不动就发脾气。这样的女性往往舌尖通红，舌体偏瘦，舌苔上面还有好多小红点。这时就必须调心情，舒肝气了。您可以用柴胡和丹皮泡水喝，当茶饮，每次共用10来克，泡上四五杯，喝一喝就能和解肝火，清虚热。

外热则是饮食习惯造成的，过度地吃一些辛辣的东西，比如说火锅、生蒜、生葱，或者是牛肉、羊肉一类的烧烤食品。这会促使热入胞宫，让月经量过多。过多的月经就像是在浇灌一块土地，雨水过多就会发生涝灾。您想想，一块涝地又怎么能播种？怎么能孕育出健康的秧苗呢？

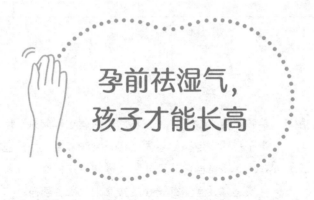

孕前祛湿气，孩子才能长高

有一次，一位 30 多岁的妇女来找我看病，说想要孩子，但最近一段时间白带不正常，有时清稀，有时黏稠，倒没有什么明显的异味，就是量比平常多。单位的同事说她这是宫寒，对怀孕不好，便想让我给她调一调，治治白带。

她的舌苔水滑，不黄也不厚，是寒象。她说最近自己总是感觉背冷、发凉。

用食盐加热按摩，就是为了加强督脉的阳气，中和任脉中的湿气，祛除白带。把食盐炒热，一是为了保温，二是为了加强食盐排毒的作用。

她回家照着做了一个星期，感觉白带好像是蒸发掉了一样，变得越来越少，而且背也不觉得冷了。她的老公见有效，又让她坚持了一个星期，她原来很多的带下病竟然不治而愈。夫妻俩都很高兴，觉得是怀孕的时候了。

如果带下量多，没有明显的异味，色清或稍白，这就是寒湿

食盐按摩法

配方　食盐 250 克。

用法　将食盐用火炒 5 分钟，然后用两层布包起来，用绳子扎紧，但不要包得太实，大约苹果大小。包好后，用食盐包从颈部的大椎穴一直按摩到尾骨的长强穴，坚持每天晚上按摩十几次。要自上而下地按，而不要来回按。可以先拿着布包一点点地向下揉，揉脊柱上的每一个关节，从大椎穴揉到长强穴后，再自上而下拉一次。揉和拉算是一个来回，这样做上十几个来回。

过重引起的。这样的女性大多身体瘦小、虚弱、怕冷，容易感染外寒、伤湿，还易寒从内生，湿从内生。所以这种体质的女性在按摩的同时，还应该多吃点性温的食物，如葱、姜、蒜等。

如果没调好寒湿引起的带下病就怀孕了，这就好像把种子种到一块阴凉潮湿的地里，孕育出来的男孩就不能长得高大魁梧，女孩则会体弱多病。所以说，孕前调女性的带下是非常有必要的。

中医调女性带下时着重一个"湿"字，用再多的办法也是在为湿邪开路，达到除湿止带的目的。

我在前面说了女性体内有寒湿时要怎么调，有寒湿就必有热湿，也就是常说的湿热。如果长时间白带过多，就会是热湿。当然，很多女性是因为直接伤热，受湿热困扰而导致的带下病。如果在这种情况下怀孕，那就相当于把种子撒在烤炉上煎烤，非常不利于胎儿的成长。

经常有女性为自己的带下病感到尴尬，甚至难以启齿。有的女性带下不但多，而且又黄又稠，最烦心的是还有异味。有的还会外阴瘙痒，好像有好多小虫子在爬，真是有苦无处诉。到医院去检查，不是有滴虫就是有霉菌。紧跟着，医生就会开大量的消炎药、杀虫药，结果是治好了又犯，犯了又治，反反复复，扰得自己不得安宁。

很多女性就用各种各样的洗液、栓剂来自我调理。其实，阴道本来就是一个有菌的环境，长期用这些药来清洗，反而会使菌群失调，使带下病更难治。

其实，用外洗的方法就可以彻底解决这类烦心事。苦参煎外洗法治带下病的效果就非常明显。

苦参煎外洗法

配方　苦参10克，黄柏10克，蛇床子10克，水1升，盐少量。

用法　将药材方在水里浸泡20分钟后煎煮，开锅后再用文火煎20分钟，然后用干净的纱布滤掉药渣，放一撮盐进去，先熏再洗，每天睡前洗一次，每次20多分钟。病症轻的还可以在煎药之前放入一点红茶，这样可以缓解药性。

苦参和黄柏既能清热，又能燥湿止带；蛇床子则是专门的"杀虫剂"，它是草本植物蛇床的一种果实，和蛇没有什么关系。最新的医学研究发现，蛇床子有杀灭微生物和寄生虫的作用，所以一些女性外洗了以后都能很快地止痒。

女性的阴道很短，直通胞宫和任脉，药效很容易直达病根。把药物加热后熏洗能使胞宫和任脉气血通畅，并蒸发掉湿气。好多女性在熏洗的时候感觉特别舒服，而且只洗几次，带下的量就会明显减少，量一少，异味自然就消除了。

由于煎出来的药液颜色特别深，很多女性都担心不卫生，在熏洗完后又用水洗净。其实完全没有这个必要，因为阴道残留的药液会进一步地被吸收，从而巩固疗效。

女性的胞宫就像是一张孕育胎儿的温床，凉了和热了都不行，种子只有在合适的温度下才能正常地发育。同样的道理，女性只有在白带正常的时候怀孕，宝宝出生后才会健康苗壮。

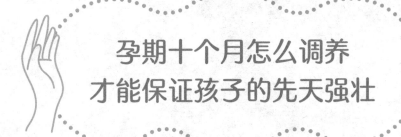

孕期十个月怎么调养
才能保证孩子的先天强壮

很多女性怀孕后看了安胎的书，多多少少都会知道一些保胎安胎的知识，比如听胎教音乐，等等。其实，这些远不如中医讲的经络养胎详细有用。中医把怀胎中的十个月分成了十个阶段，哪条经养哪个月、哪个阶段都说得很详细。

要想孩子性格好，
怀孕一个月时应多按肝经

《巢氏病源论》中说："妊娠一月名胎胚，足厥阴脉养之。"意思就是说怀孕的第一个月是靠足厥阴肝经来养的。胚胎就是精子和卵子结合成的种子，育种时期的关键就是要心平气和、有耐心，最忌发怒，因为怒伤肝气，肝经就会失调。

所以这时候，您如果因发怒，情绪不能自控而出现了头晕、目

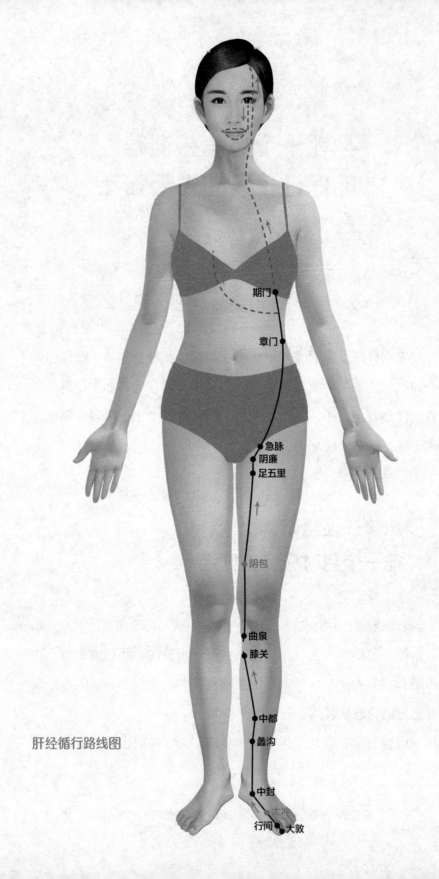

期门

章门

急脉
阴廉
足五里

阴包

曲泉
膝关

中都
蠡沟

中封
太冲
行间　大敦

肝经循行路线图

眩、耳鸣、口苦，甚至是胁胀痛等症状时，就应该想想肚子里的"种子"。

这让我想起一个妇女，她就是因为脾气不好，怀了两次孕都小产了。第三次怀孕的时候，她听了我的劝，好好地调节情绪，一有时间就按脚面上的太冲穴来调理肝气。另外，她还对照着肝经的经络循行图，从大脚趾到太冲、内脚踝、膝盖、大腿的内侧、小腹，一直到胃的旁边，按摩了整条肝经。十个月后，她平安地产下一个健康的宝宝。

怀孕两个月时多按胆经能保胎、安胎

"二月名始膏，足少阳脉养之。"胎膏就像种子刚刚开始发酵的样子，而足少阳胆经主管发酵，所以怀孕第二个月的时候，经常按胆经就能让胎儿顺利地成长。

中医认为，"胆主魂魄，乃决断之官"，最容易导致胆经受伤的是惊和恐，也就是惊吓。而怀孕第二个月的时候，"种子"刚开始萌发，还没有长根，所以这个时候最容易流产，好多孕妇就在怀孕的第二个月因为惊吓而流产。

经常按摩胆经能使这条经的气血旺盛，为自己壮胆，并达到保胎的目的。尤其是平时身体虚、身材瘦小、本来胆子就小的妇女，在怀孕的第二个月更应该多按摩胆经。

除此之外，作为孕妇，您还应该少看热闹，远离多事的地方，

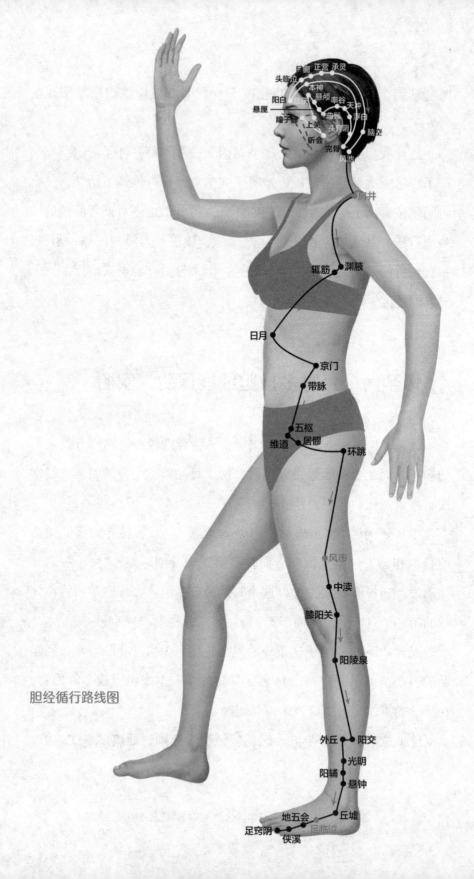

目窗 正营 承灵
头临泣
本神
阳白 悬颅 率谷 天冲
颔厌 悬厘
悬厘 曲鬓 浮白 脑空
瞳子髎 上关 头窍阴
听会 完骨
风池

肩井

辄筋 渊腋

日月
京门
带脉
五枢
维道 居髎 环跳

风市

中渎
膝阳关

阳陵泉

外丘 阳交
光明
阳辅 悬钟
丘墟
地五会 足临泣
足窍阴 侠溪

胆经循行路线图

以免受到惊吓。

要想孩子气质好，
怀孕三个月时应多按心包经

"三月名始胎，手心主脉养之；当此之时，血不流行，形象始化，未有定仪，因感而变。"在胎儿长到第三个月的时候，按摩手厥阴心包经就显得至关重要了。这个时候，胎儿就能长成人的形状。通过图像能看见胎儿的外貌、体态特征，这些体征就决定了他将来的气质，用中医的话来说就是"神"。

手厥阴心包经主管"神"，熬夜、失眠、多梦、心慌、心悸等都会伤神，所以孕妇在第三个月的时候一定要注意休息，养足精神。平时可以多吃些大枣，借助大枣来宁心安神，晚上睡觉前还可以多多按摩心包经。

《景岳全书》中说："三月孕胎，欲子端正、庄严，常口谈正言，身行正事。欲子美好，宜佩白玉。欲子贤能，宜看诗书，是谓外象而内感者也。"

这段话的意思是说，怀孕三个月的时候，妈妈的言行举止，胎儿是能感应到的。要想让孩子将来品貌端正、行为正派，您就应该从怀孕的第三个月开始多注意自己的行为举止，改掉以往的不良习性，多读书、多看报。

另外，佩戴白玉可以养颜，所以怀孕三个月的时候，您在胸前

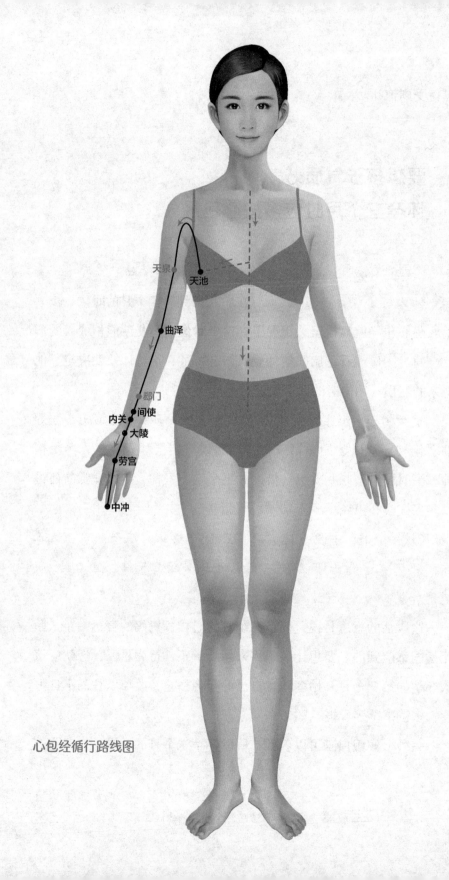

天泉
天池
曲泽
郄门
间使
内关
大陵
劳宫
中冲

心包经循行路线图

或手腕上戴玉饰，能让孩子出生后更加白皙、漂亮。

怀孕四个月时
多按三焦经能增强胎儿的气血

"四月始成其血脉，手少阳脉养之。" 手少阳脉指的是手少阳三焦经，它沿着无名指外侧向上，通过手背的第四、第五掌骨之间，再向上经过腕背、肘尖，走到肩部。我们看不到三焦经入胸的部分，但它出胸后是沿耳前和耳后到达外眼角的。

所以说按摩和通调三焦经，坐着就可以做到，用左手按摩右臂及左耳前、耳后，再用右手按摩左手臂及耳前、耳后。这样依次按上十几遍，就可以缓解女性妊娠期的呕吐、恶心、食欲不振、胸中烦闷等症状，而这些症状也是三焦不通的表现。

如果上、中、下三焦不通，胎儿的血脉就不能得到足够的营养供给，这样，好多先天性的疾病就会在怀孕四个月的时候形成，所以按摩三焦经也是在增强胎儿的气血，强壮孩子的体质。

要想孩子脾胃好，
怀孕五个月时应多按摩脾经

"五月始成其气，足太阴脉养之。" 怀胎五个月的时候，也就

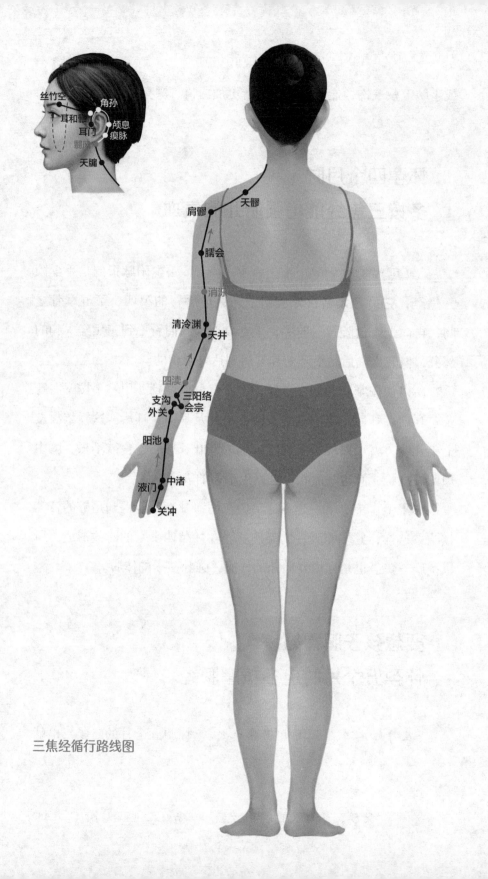

丝竹空
角孙
耳和髎
耳门
颅息
瘛脉
翳风
天牖
天髎
肩髎
臑会
消泺
清泠渊
天井
四渎
三阳络
支沟
会宗
外关
阳池
中渚
液门
关冲

三焦经循行路线图

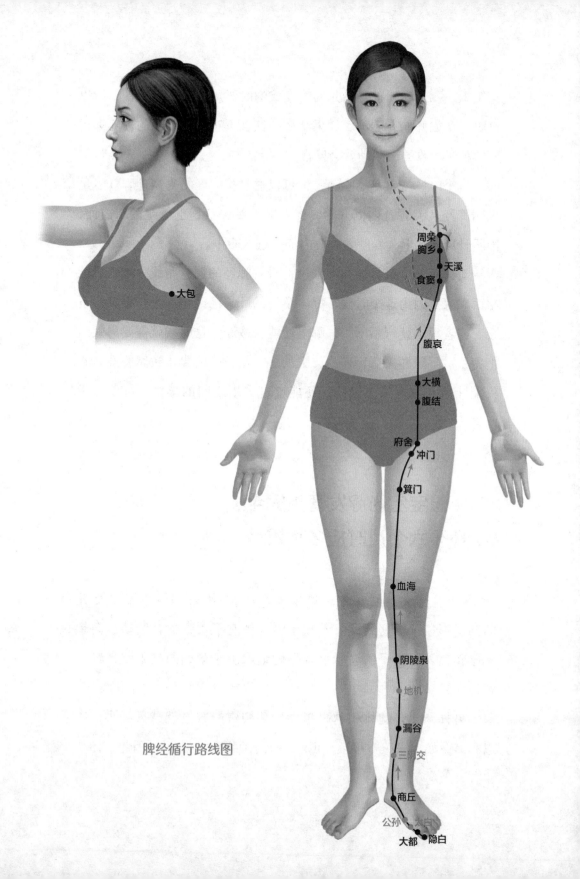

大包

周荣
胸乡
天溪
食窦

腹哀

大横
腹结

府舍
冲门

箕门

血海

阴陵泉

地机

漏谷

三阴交

商丘

公孙 太白
大都 隐白

脾经循行路线图

是第 18 ～ 20 周，正是胎儿的气养成的时候。气成才有胎动，所以这时候孕妇开始有胎动。如果孕妇的饮食不正常，摄入的营养远远不够孩子吸收的，胎动就会反常。

这个时候虽然不能吃药，但可以通过按摩经络来调理脾气。足太阴脾经从大脚趾内侧开始，经过第一趾关节，上行至内踝前面，沿胫骨后缘往上，经膝盖、股内侧，进入腹中。

对怀孕五个来月的妇女来说，看着脾经的循行路线，她也只能望而兴叹。因为这个时候，好多孕妇的肚子已经很大了，很难弯下腰，或者根本就弯不下腰，哪里还能去按摩？这时候就需要男人出把力了。下班回家后，作为丈夫的您，给怀孕的妻子按摩脾经，不仅能让胎儿发育得更健康，还能增进夫妻之间的感情，可谓一举两得。

要想宝宝筋脉发育更完全，怀孕六个月时应多按胃经

"六月始成其筋，足阳明脉养之。" 怀孕六个月的时候，胎儿的筋就形成了，这就意味着孩子的身体有了柔韧性，胎动也会越来越频繁。而孩子的筋脉是否强健则取决于孕妇的足阳明胃经是否强。

另外，胎儿的体积越来越大，孕妇胃的容量就越来越小，所以很多孕妇本来感觉很饿，可吃一点东西就觉得饱了。因此，怀孕

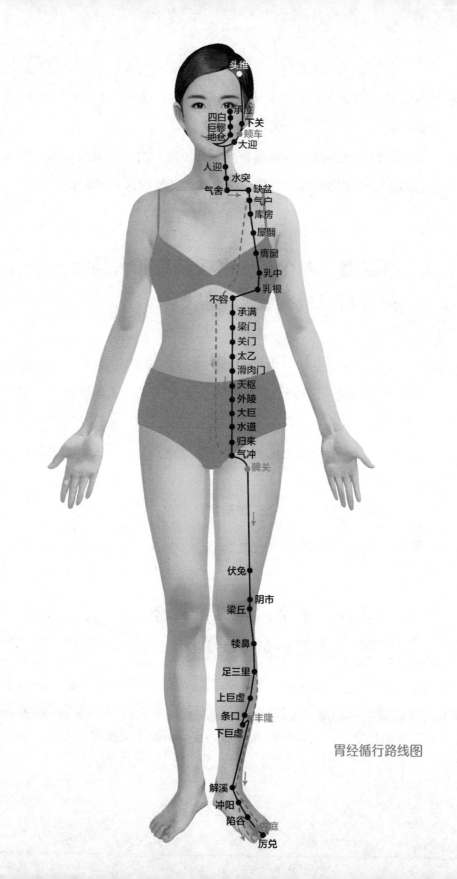

头维
承泣
四白
巨髎
地仓
大迎
人迎
水突
气舍
缺盆
气户
库房
屋翳
膺窗
乳中
乳根
不容
承满
梁门
关门
太乙
滑肉门
天枢
外陵
大巨
水道
归来
气冲
髀关

下关
颊车

伏兔
阴市
梁丘
犊鼻
足三里
上巨虚
条口
丰隆
下巨虚

解溪
冲阳
陷谷
内庭
厉兑

胃经循行路线图

六个月的妇女应该少食多餐，这样，孩子的筋脉才能得到足够的营养。

值得一提的是，多餐容易伤胃，所以每次吃完饭后还要多按摩胃经。胃经和脾经都起自脚上，这当然又要劳驾男同胞了。

怀孕七、八个月时多按肺经和大肠经，孩子将来骨头壮、皮肤好

"七月始成其骨，手太阴脉养之；八月始成其肤革，手阳明脉养之。"皮肤和骨骼，一表一里，正对应了手太阴肺经和手阳明大肠经的表里关系。这两条经络都在上肢，即使是怀孕的女性也可以随手触及，所以说在这两个月按摩这两条经络，就成了为孩子强骨健肤所必做的功课。

每天依次按上十几次，甚至是几十次，就既给胎儿补了钙，又能让宝宝出生后皮肤光滑、柔软。

怀孕九、十个月时多按肾经，孩子一生下来就头发黑密

"九月始成毛发，足少阴脉养之。"有好多孩子生下来后，头发黄而且稀少，这是妈妈肾气虚的缘故。如果母体肾气强盛，孩子

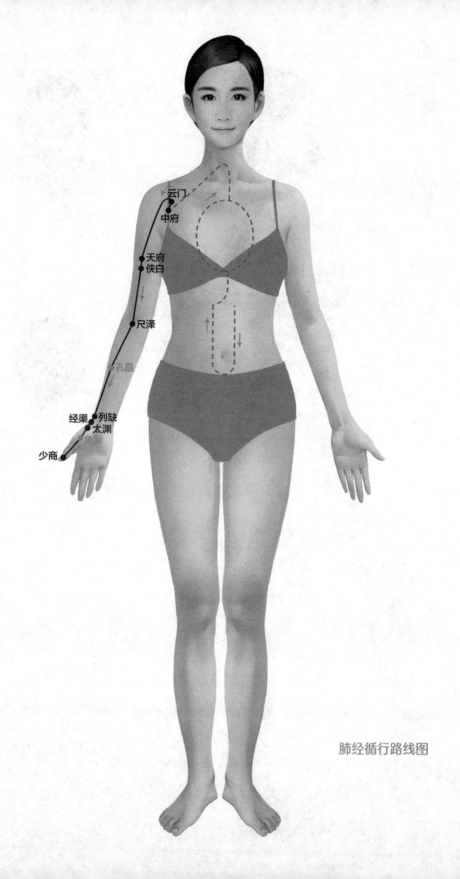

云门
中府
天府
侠白
尺泽
孔最
经渠 列缺
太渊
鱼际
少商

肺经循行路线图

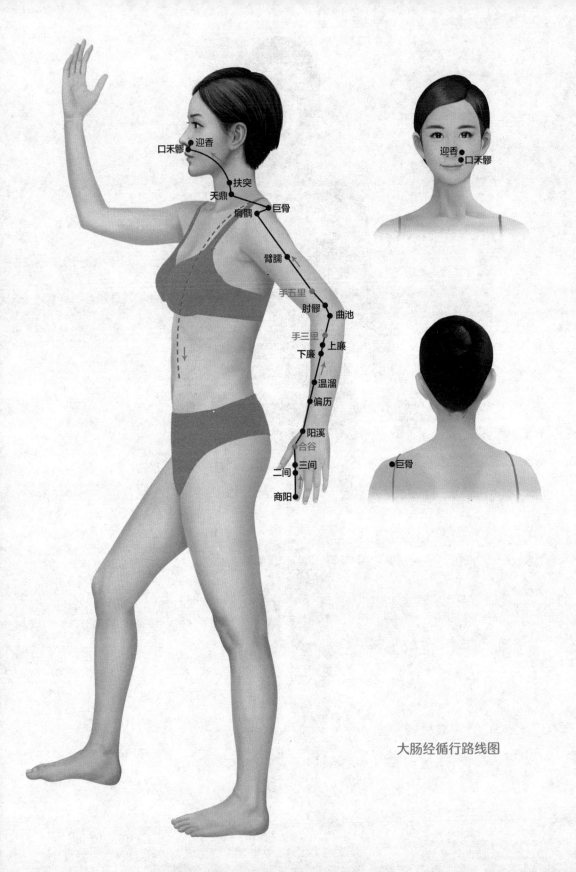

口禾髎 • • 迎香

扶突 •

天鼎 •

肩髃 • 巨骨

臂臑

手五里 •
肘髎 • • 曲池
手三里 • • 上廉
下廉 •
温溜 •
偏历 •
阳溪 •
合谷
二间 • 三间
商阳

迎香 • • 口禾髎

• 巨骨

大肠经循行路线图

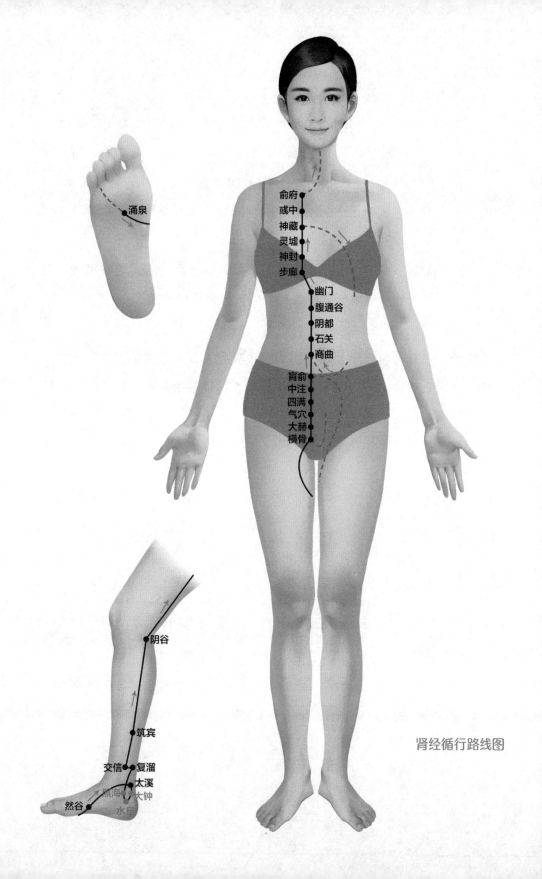

涌泉

俞府
彧中
神藏
灵墟
神封
步廊
幽门
腹通谷
阴都
石关
商曲
肓俞
中注
四满
气穴
大赫
横骨

阴谷

筑宾

交信 复溜
太溪
照海 大钟
然谷 水泉

肾经循行路线图

刚生下来，头发就会又黑又密。

《景岳全书》中说："*母之肾脏系于胎，是母之真气，子之所赖也。*"肾脏的真气不但能使胎儿头发浓密，还可以固胎，所以肾气虚的女性怀孕后，孩子大多会提前十几天生下来，甚至是早产，这个时候去按摩足少阴肾经以强肾固胎，无疑是晚了一个春秋，因为强肾根本就不是一日之功。

最好在怀孕，甚至更早的时候就开始按摩肾经，而在第九个月的时候，当然更要抓紧按摩足少阴肾经来巩固疗效了。

"*十月，五脏六腑、关节、人神皆备，此其大略也。*"十月怀胎，一日分娩，胎儿在妈妈的腹中吸收了各种各样的营养，现在已经发育成熟了，只等羊水一破，呱呱落地。这时候，妈妈在尝尽了十月怀胎的辛苦后总算功德圆满了。

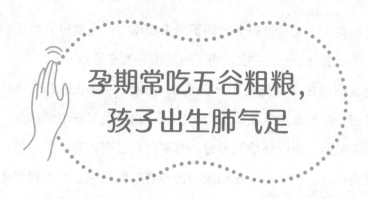

孕期常吃五谷粗粮，
孩子出生肺气足

为什么现在大多数的妇女在怀孕的时候体重迅速增加，体形也像吹气球似的变胖、发福？这都是因为补得太过。这样健康吗？不健康，而且好多病还会随之而来，比如妊娠期的高血压、高血脂、肾病等。

还有，为什么现在的孩子，不管是男孩还是女孩，生下来后头发都很少？

这个问题也曾伴我从医好多年：论现在的生活条件，只可能是营养过剩，那头发应该是又黑又长的呀！可现在好多孩子一生下来，头上就只有几根稀疏的黄头发，实在让人费解！

经过我多年的观察和经验总结，我认为病因还是出在"营养"上。

有这样一个产妇，我儿子出生的时候，她正巧和我老婆同住一个病房。后来，她生了一个3400克的女孩子，孩子头发乌黑，几乎没有生理性的黄疸，眼睛黑亮有神，一看就知道肾精足，而且哭声特别响亮，每天早晨护士抱孩子出去洗澡时，走廊里哭得最响的那个准是她家孩子——这也说明了孩子的肺气充足。

我就问她怀孕期间是怎么调养的。她说，她不是那种养尊处优的产妇，男方是个孤儿，正当兵在伍。自己也只有个老母亲，还要靠别人照顾，所以怀孕期间她一直都是自己照顾自己。她没有天天吃鸡鸭鱼肉、喝牛奶、吃鸡蛋，但她喜欢吃粗粮，觉得粗粮才是低热量、高营养的食物。像玉米、红薯、豆类、荞麦、芋头、高粱米、麦仁米等，这些很多人都不爱吃的粗粮，她都爱吃，还每天换着花样吃。

她还爱喝各种米粥，并且经常在粥里放些小麦的皮。她老家里称这叫"麸子"，都拿这个喂猪。她说，为什么猪长得那么快？全赖这麸子有营养。

她还喜欢用豆类、瓜类等煮粥喝，一连喝上十几天，都不带重复的。她认为面食和肉类食物热量太高，所以从不以这些为主食。她临产时体重只是比平时增加了八九千克，除了肚子大之外，她身上哪里都不觉得胖。

中医讲，人食五谷，这也正像是西医说的"全面从食物中吸收营养"。

如今，我们的生活水平提高了，到哪里吃饭都是大鱼大肉的，很多人都片面地认为，鱼啊肉啊这些就是好的东西。所以妇女怀孕的时候，家里就一个劲地做这些给她们吃，结果大多数孕妇在怀孕期间都吃得体态臃肿。

其实，这就像农民伯伯种地一样，施肥时只用了提苗肥，没有给复合肥，苗是壮了，就是不结果实，这些果实就是精血"凝结"成的。

头发也是一样，中医讲"发为血之余"，头发黑、浓密也是精血旺盛的结果，所以新生儿头发少，还是精血不足、营养吸收不全面引起的。

像前面提到的这位孕妇，她每天都要从各种各样的粗粮中汲取不同的营养成分，这样就能给孩子提供全面的营养。而她提到的"麸子"就含有大量的 B 族维生素，这是好多食物都无法比拟的。

对孕妇来说，吃粗粮比吃那些高热量的鸡鸭鱼肉更健康，更有利于胎儿的成长。这样一来，不但妈妈不会因肥胖而影响体形，孩子也会因补得全面而营养充足。所以说，"粗"补才是正确的补养之道，才是妈妈和孩子健康的基础。

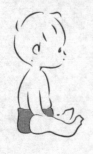

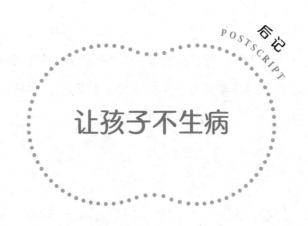

让孩子不生病

经过一年多时间的写作和整理，这本书终于要跟大家见面了，对此，我甚感欣慰。

书中介绍的方法都是我多年来养儿治儿经验的总结，在此基础上，我结合生活中的具体实例，尽可能用简单、平实的话来阐述。所以您读起来不会感觉枯燥、乏味。

说实话，每一次我看到家长们抱着生病的孩子到处求医，我真不忍。如果您用我书中介绍的方法，让孩子少生病，甚至是不生病了，那我的愿望也算是达到了。

让孩子无病无灾，让孩子永远不上医院，这是我写作本书的最大心愿！在此，我祝愿天下每一个有孩子的家庭都能甘食，无病，安居！

值此书面世之际，我要感谢北京紫图图书有限公司编辑的精心策划。在此，我还要寄语那些辛苦育儿的妈妈们，在健硕成长的孩子面前，你们的每一份付出都很值得！

李军红

2023 年 4 月

于北京阳明中医门诊部